ここが知りたい

理屈がわかる
**抗凝固・
抗血小板療法**

著 **後藤信哉**
東海大学医学部循環器内科学教授

中外医学社

# 序

　筆者が，子供の頃，ドイツ語でカルテを書き，消毒した注射などを行う医師は知的エリートとして尊敬されていた．個別の診療行為は，長い勉強と経験の蓄積を要する複雑な知的行為と理解された．生命体の設計図となる遺伝子に関する情報も未知の時代であった．医師は生理学，解剖学などの知識に病理学，薬理学などの知識を加味して個別患者の病態を把握して，薬理的介入を行った．振り返れば，病態の理解は概念的，定性的であり，定量性は乏しかった．筆者は1980年代に医師免許を取得して，診療に当たるようになった．自らの経験を振り返っても，医師の疾病，病態に関する理解は遺伝子の理解が進んだ現在に比較すれば未熟であった．

　理解が未熟であることを自覚していたためか，筆者が臨床を始めた当時は，個別の患者の症状，身体所見，比較的簡易な臨床検査の結果の解釈に関する活発な議論が日常的に行われた．指導医，研修医，専修医のいずれもが病態の本質を理解していないので，議論には正解がない．「正解がない」ゆえに病棟における指導医と若手医師の議論には熱が入った．自分が若手医師であったときの，指導医との議論そのものが臨床医としての成長に必須の知的プロセスであった．現在も若手医師と指導医の個別症例に関する議論は活発ではあるが，EBMが普及したためか，人体の複雑性と未知性に対する畏れの気持ちが減弱しているように見える．「正解がない」という確信が共有させず，ともすれば各疾病の「診療ガイドライン」に正解があるかのような誤解を危惧している．

　われわれの世代にも循環器内科領域の専門的な教科書がなかったわけではない．当時の洋書は驚くほど高かった．日本語の循環器内科の教科書，日本語訳された教科書を読んでもよくわからなかった．Gene Braunwald先生の今にも残る名著は「必読」と言われたが10万円近い価格と英語の壁が読書を阻んだ．当時の筆者の指導医の赤石誠先生（現東海大学医学部内科学系循環器内科学　教授）は，われわれ若手医師の目を盗んで一生懸命Braunwaldの教科書を読んでいらした．教科書も生理学，病態生理学重視であった．教科書から学ぶのは「生理学事実」と「個別症例への推論の方法」であった．Braunwald先生の教科書であっても「正解」はどこにも記されていなかった．

　1980年代から，ランダム化比較試験の結果を個人の経験よりも重視する

Evidence Based Medicine（EBM）の考え方が日本にも導入されるように
なった．「個別」の症例に対する「最適」の治療介入法はわからない．遺伝子
情報の一部はわかるが，「個別最適化治療」を演繹的に探索する論理すら構築
できない．人体，疾病を演繹的に理解することができなくても，ランダム化比
較試験を無限に繰り返せば「平均的症例」に対する「標準的医療」を帰納的に
「科学的に」確立できるとの発想が広く普及した．EBM は，49 対 51 でも，
統計学的に有意な差があれば，51 を勝者としてその治療を 100 名に行おうと
いう発想である．無限に繰り返して始めて「平均的症例」に対する「標準的医
療」に至る．勝者がすべてとるという論理は新薬開発メーカーのマーケット戦
略に適していた．EBM は価値ある科学的方法ではあるが，ランダム化比較試
験の結果に基づいて患者集団の治療方針を雑駁に決める方法に過ぎない．
EBM の時代になって，個別症例の特性を徹底議論する場面が少なくなった．
無限に繰り返してようやく正解にたどり着く EBM の論理を理解せず，少数の
ランダム化比較試験，そのメタ解析などを重視する「診療ガイドライン」に
「正解」が記載されているような誤解も生んだ．

　指導医が「ガイドラインにはどう書いてあった？」などと若手医師に質問す
るような議論は学問的対話ではない．「聖書」にすべて真実が書いてあるから，
医学的疑問も過去の文献を精査して結論を探そうとした欧州の中世の暗黒時代
の議論と同様にガイドラインに基づいた議論には創造性がない．現時点にて
「標準治療」が確立されていない領域にて，「標準治療」を目指したランダム化
比較試験を計画するのは知的作業である．個別のランダム化比較試験のエンド
ポイント，対象症例，除外基準，組み入れ基準などを議論して，「標準治療」
が目の前の患者に当てはめられるか否かは知的議論と言える．多くのランダム
化比較試験は国際共同試験として施行されているので，心血管病発症リスクの
低い日本人に結果を適用することは困難である．

　本書では EBM 的な帰納的論理よりも演繹的論理を重視した．本書の「指導
医」は発表されたランダム化比較試験に「真実がある」とは考えていない．研
修医，専修医に可能な限り「リクツ（構成論的論理）」で応えようとしている．
真実がどこにあるかはわからない．個別的経験を蓄積した「指導医」の発言に
は，個人的思い込みも多い．それでも，本書に示された研修医，専修医と指導
医の対話には「学問」の萌芽がある．閉じた世界の診療ガイドラインを読んで
も面白みがない．指導医との対話を研修医，専修医が十分に楽しんでいるのを
読者も実感できると思う．福沢諭吉が「福翁自伝」に書いているように，若者

は「困難だから面白い」と努力するものなのだ．難しい「リクツ」を考えて人体を理解し続けようとする診療医の姿勢を維持できれば医師は知的エリートであり続けることができると筆者は考える．

　学問の出発点は「対話」と理解している．「対話」は一人ではできない．ソクラテスも，プラトンも，日本の学問を先導した江戸時代末期の緒方洪庵の適塾も，吉田松陰の松下村塾も対話を重視した．日本最初のノーベル賞受賞者湯川秀樹先生も，師匠の仁科芳雄博士との出会いと対話により大きく知的に成長したと書かれている．研修医，専修医などの若手医師には対話の相手としての指導医（メンター）が必須である．指導医は「正解」を知っている必要はない．対話の相手になればよいのだ．筆者は指導者に恵まれた．卒業直後からの指導者の半田俊之介先生は常に対話の相手をしてくれた．肯定も否定もしない独特の語り口から，筆者は「正解」がないことを学んだ．学位論文を指導してくれた赤石誠先生は非常な努力家であった．大量の知識を示しながら，それでも「正解」がないことを示した．学位取得後の研究を指導してくれた池田康夫先生は常に大きな絵を書いて，その絵の中における自分の小ささを示してくれた．留学中に指導してくれた Ruggeri 博士は，von Willebrand 因子の専門家であったが，全くの素人の私を相手に 4 年間も議論につきあってくれた．不器用な筆者でも 20 年同じ領域の研究を続ければ，他の人とは異なる世界を描ける．筆者と同じ経験をした人はいないので，筆者の視点はバイアスされている．完全な正解がない世界では，バイアスされた見解にはそれなりの意味がある．

　本書が若手医師と指導医の対話を啓発すれば幸いである．


2016 年 8 月

東海大学医学部内科学系循環器内科学

後藤信哉

# 目 次

**第1章** 抗凝固・抗血小板薬を使うための血小板と
凝固系の基本理解 ································· 1
Section 1-1: 血小板の基本理解 ································· 2
Section 1-2: 凝固系の基本理解 ································· 22
Section 1-3: 線溶系の基本理解 ································· 33

---

### Take Home Message

血小板について，これだけは知っていてね　40
凝固系について，これだけは知っていてね　40
線溶系について，これだけは知っていてね　41

---

**第2章** 理屈がわかる抗血小板薬の使い方 ································· 43
Section 2-1: 理屈がわかるアスピリンの使い方 ································· 44
Section 2-2: 理屈がわかるクロピドグレルの使い方 ································· 54
　　1. クロピドグレル出現の経緯 ································· 54
　　2. クロピドグレルは良い薬？ ································· 58
　　3. クロピドグレルの作用メカニズム ································· 61
　　4. クロピドグレル特許切れのインパクト ································· 69
　　5. クロピドグレル，チクロピジンで起こる稀な合併症:
　　　　血栓性血小板減少性紫斑病 ································· 72
Section 2-3: 理屈がわかるクロピドグレル後継薬の使い方 ································· 77
　　1. クロピドグレルの後継薬（1）: 日本初のプラスグレル ····· 77
　　2. クロピドグレルの後継薬（2）: 戦略的なチカグレロール ····· 83

---

### Take Home Message

アスピリンについて，これだけは知っていてね　90
クロピドグレルについて，これだけは知っていてね　90
クロピドグレル後継薬について，これだけは知っていてね　91

---

i

**第3章　理屈がわかる抗凝固薬の使い方** ································· 93

Section 3-1：理屈がわかるワルファリンの使い方 ····························· 94
　　　1．ワルファリンとはどんな薬 ································ 94
　　　2．ワルファリンの薬効モニタリング ····················· 103
　　　3．ワルファリン使用時に気をつけること ················ 106
　　　4．ワルファリンが必ず必要な場合 ······················· 107

Section 3-2：理屈がわかる新規経口抗凝固薬の使い方 ······················ 109
　　　1．新規経口抗凝固薬開発の経緯 ························· 109
　　　2．薬剤となった新規経口抗凝固薬 ····················· 116
　　　3．新規経口抗凝固薬とワルファリン ··················· 120
　　　4．新規経口凝固薬の薬効の中和法 ····················· 121

---

**Take Home Message**

ワルファリンついて，これだけは知っていてね　　126
新規経口抗凝固薬について，これだけは知っていてね　　126

---

引用文献 ························································ 127
Key Phrase ···················································· 132

ここが知りたい 理屈がわかる抗凝固・抗血小板療法

# 第1章

## 抗凝固・抗血小板薬を使うための血小板と凝固系の基本理解

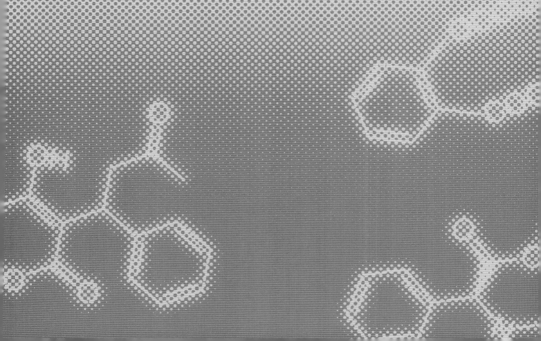

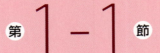

## 第 1-1 節
### Section 1-1:

# 血小板の基本理解

**研修医：**国家試験に合格して臨床研修 2 年目になります．学生の頃からクリニカルクラークシップもしているので，患者さんをみても全く対応できないわけではありません．しかし，自分の対応が正しいかどうか，自分なりの理屈がわからなくて困っています．循環器内科でも，神経内科でも，脳外科でも抗凝固・抗血小板薬を広く使用しているのはわかっています．でも，「どうして薬を出しているの？」と聞かれると困ってしまいます．

**専修医：**私は循環器内科を専門にしようと考えています．
心筋梗塞などの循環器疾患は進行が速いので，患者さんがきてから本を読む時間がありません．急性冠症候群では心臓カテーテル検査室（カテ室）に運ぶ前に抗凝固・抗血小板療法を使うのがパターンになっています．しかし，私も「なぜ，抗凝固・抗血小板療法がこの症例に必要なのか？」と質問されると答えられない場合が多いです．学生の頃は血小板，凝固系などを勉強しましたが，循環器内科にきてからは再度の勉強をしていません．薬の名前は知っていますが，作用メカニズムなどはわかりません．心筋梗塞が「冠動脈の血栓症」といわれても，「血栓症」の理解も不十分です．

**研修医：**勉強したくても，わかりやすい日本語の本がなくて困っています．

**専修医：** 先輩に聞いても通り一遍のことしか教えてくれないよね．

**指導医：** かつて日本の医学教育では生理学，薬理学などの基礎科目が充実していました．大学の授業も各大学の各教員が自分の興味を話していたので，大学によっては血小板，凝固系に非常に強いところもありました．最近は，医学教育の標準化が進んだため，特徴のある知識をもった若手が減りました．循環器内科は抗凝固・抗血小板薬を最も使う診療科ですが，血小板，凝固系の基礎知識をもった指導医は少ないのが実態です．日本固有の問題というわけでもなく，世界的にも血小板，凝固系，血栓症などの知識をもった循環器内科医（Thrombo-Cardiologist）はきわめて少数です．私の世代では血小板の基礎研究を若いうちにしっかりやった循環器内科の専門家は，Valentine Fuster 先生くらいかもしれません（Fuster 先生は急性心筋梗塞などが動脈硬化の進行の結果ではなく，動脈硬化巣の破綻部位の血栓により発症するという「急性冠症候群」の概念[1,2]を唱えた人です）．

病態生理，薬効薬理を考えるよりも，薬剤介入の臨床試験の結果を重視する Evidence Based Medicine（EBM）の考え方が普及しました．若手の医師たちは病態生理，薬効薬理を考えるより，ランダム化比較試験の結果，そのメタ解析，それらをまとめた診療ガイドラインを読むことで手一杯の人が多いと思います．ランダム化比較試験は科学的にデザインされた試験なので，その結果には普遍性があります．医師であろうと，医学の門外漢であろうと，同じ土俵で解釈することが可能です．ガイドラインの解釈は，若手医師，経験を積んだ医師で差がないことが前提です．EBM の世界では個別の医師の実臨床の経験の蓄積，個別の医師の病態生理，薬効薬

理の理解に基づいた薬剤介入はエビデンスレベルが低いとされます．医療が「標準化」された結果として，長く経験を積んだ医師と若手の差が小さくなりました．病態生理，薬効薬理を理解していないと，ガイドラインに記載された医療介入を行ってもその根拠となる理屈が大規模臨床試験の結果しかないことになり，いつまで経っても自分の医療介入に自信をもてなくなります．EBM は臨床試験の結果に基づいて医療を標準化する意味がありました．しかし，個別の医師は常に個別の症例の病態と，自分が介入する薬剤の薬効を演繹的に考える習慣をつけなければ成長しません．Thrombo-Cardiology には専門家が少ないので，この本の内容をしっかり理解すれば世界をリードできる医師になれると思います．

**専修医：**薬のことを聞く前に，心筋梗塞，急性冠症候群，心房細動，静脈血栓塞栓症などの循環器疾患の発症における血小板，凝固系などの役割についての概略をお聞きしたいと思います．

**指導医：**まず，血小板から解説しましょう．図1に血小板細胞の概略を示します．赤血球，白血球に比較すると，血小板細胞のサイズは小型です．直径 2 ～ 5 μm の円盤型をした細胞です．細胞として特徴的なのは，核がないことです．分裂，増殖をしません[3]．エネルギー代謝は活発で複数のミトコンドリアを有します．RNA から蛋白質を作るためのゴルジ体もあります．図1には書いていませんが，細胞の外と内をつなぐ開放小管系があります．図1の右側には主な血小板膜糖蛋白の細胞上の分布を示しています．図の右上に示した血小板膜糖蛋白（Glycoprotein: GP）IIb/IIIa は，細胞上におよそ2万分子存在します．細胞膜上に均一に分布しているのがわかります．活性化血小板上では GPIIb/IIIa の高次構造が変化することが知られています．開放小管系

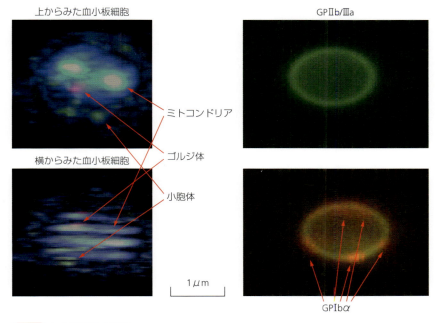

**図1** 血小板細胞の概略

にも分布しているので，活性化血小板上ではさらにGPIIb/IIIa分子の数が非活性化時の倍くらいに増えます[4]．右下のオレンジの蛍光で示しているのはGPIbα分子の分布です．単一細胞膜上に1万5,000分子程度のGPIbα分子が存在します．GPIbα分子は血小板細胞が活性化しても高次構造は変化しません．活性化血小板ではむしろGPIbαは細胞内に移動して，細胞表面上の分子数は少なくなります．

図2に血管壁近傍の血小板細胞を示します．赤血球は血管の中心部を流れます．実際の赤血球は図2より複雑な円盤状の形状をしています．サイズが大きくて重いので，赤血球周囲には血流の揺らぎが起こります．揺らぎのなかに，血管壁方向に向かう血流成分があるので，

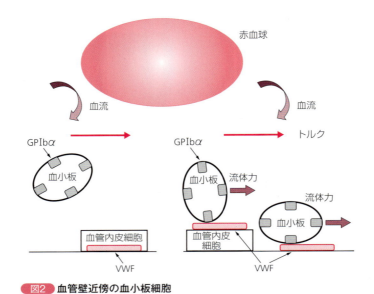

図2 血管壁近傍の血小板細胞

血管壁近傍の血小板は常に血管壁方向に押されることになります．血管は左下に示したように内皮細胞に被覆されています．内皮細胞は血小板がきても優しく受け止め，血小板を接着させることも，活性化させることもありません．血管内皮細胞が酸化ストレス刺激などを受けると細胞の性質が変化します．血管に向いた表面に von Willebrand 因子（VWF）が発現します．血小板の GPIbα は血小板細胞の活性化の有無にかかわらず VWF に対する接着性があるので，右下のように VWF が血管壁に発現すると血小板細胞は血管壁に接着します．動脈では常に大量の血小板細胞が血管壁近傍を流れているので内皮細胞が VWF を発現すると即座に血小板の集積が始まります[5]．冠動脈インターベンションにより血管内皮細胞が破綻した場合にも同様の血小板接着が起こります．

血管壁損傷部位への血小板の接着は受動的物理現象とい

えます．血管壁方向への流れが赤血球により作られ，流れてきた血小板上にはVWFと接着するGPIbαが発現しています．血管内皮に変化が起これば即座に血小板が接着できるシステムです．人にとって大事な体液の喪失を最小限にする止血システムの1つとして，血管壁損傷部位に即座に血小板が集積するシステムは生物学システムとしてよりも物理的システムのほうが効率が良かったと思います．初期の血小板接着を最速に行うために，受動的物理現象を利用した人体は体液の喪失を最小限として，実際に長期間の生存に成功しています．血管壁損傷部位への血小板細胞の集積の最初の段階には血小板の細胞としてのエネルギー代謝，シグナル伝達などは関与しません．GPIbα分子を表面に発現させた粒子を作れば，血小板と同じように血管壁損傷部位に集積はすると思います（実際に，小粒子にGPIbαを発現させて人工血小板を作る試みがなされています）．

血管壁損傷部位に接着した血小板は，細胞として活性化します．血小板細胞の活性化にはADP，セロトニン，VWF，コラーゲンなどの多くの受容体刺激が寄与します[6,7]．細胞が活性化する詳細なメカニズムには未知の部分もあります．われわれは，血漿に浮かんでいる血小板よりも，動脈のなかを流れて血管壁損傷部位に集積する血小板を重視しています．血管壁損傷部位ではVWFとGPIbαを介した血小板と血管壁の結合が必須です．**われわれ循環器内科医が扱う血小板細胞の活性化はVWF/GPIbα結合に引き続く反応です．**浮遊する血小板を対象とする血液内科医とは発想が異なります．循環器の視点で私が考える血小板細胞の活性化メカニズムを図3に示しました．今までの多くの観察結果を矛盾なく説明できるモデルだと私は思っていますが，間違っているかもしれません．このモデルではコラーゲン受容体GPVIが重要な役割を演じるとしています．GPVI欠損症

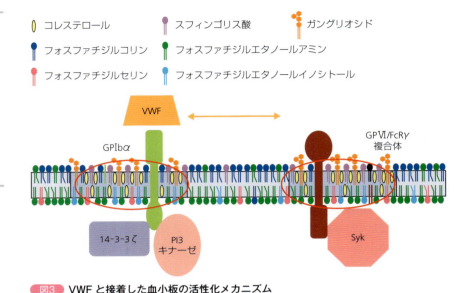

**図3** VWFと接着した血小板の活性化メカニズム

は京都大学の高山博史先生たちが報告されました。世界の科学の進歩における日本の重要な貢献として記録したいと思います[8,9]. GPVI/FcRγ複合体とコラーゲンの結合によるシグナルの下流にはSykのリン酸化があります。われわれは，コラーゲンがなくても，VWFとGPIbαの相互作用によりSykのリン酸化が起こること，Sykのリン酸化はGPVIを欠損すると起こらないことを示しました[10]. GPVI刺激により強い血小板活性化刺激が起こることはわかっているので，VWF/GPIbα相互作用によってコラーゲンがなくてもGPVIを介して血小板が活性化するというのがわれわれの考えです．2つの受容体の相互作用には脂質膜上に浮かんだ受容体複合体の相互作用が必須の役割を演じます．コレステロールは受容体複合体の細胞膜上の安定化に重要な役割を演じるので，細胞膜のコレステロールを抜き取ると血小板の活性化は阻害されると考えています（後藤信哉，特開2004-323443）．

**研修医：**ここまでお聞きするだけで「お腹いっぱいに」なってしまいました．先生のお話は他の教科書に書いてあることと随分違いますね．

**指導医：**はい，血小板の教科書を執筆している先生は血液内科を専門とされている方が多いのが実態です．血液内科の先生は静止している，ないし浮遊している血小板を対象としています．われわれ循環器内科医は動脈血流にさらされた血小板を対象としているので，興味の対象も異なり，実際に注目するメカニズムにも差異ができるのだと思います．最初にお話ししたように，循環器領域にて血栓症の視点から血小板，凝固系の勉強をしている医師：Thrombo-Cardiologist が世界にも少ないので，この本に記載している内容の多くは私と仲間たちの研究結果に基づいています．心臓カテーテルを中心に活動する循環器内科医：Interventional Cardiologist と同じように，血栓症の制圧を目指す循環器内科医，すなわち，Thrombo-Cardiologist が増えると血栓症発症のメカニズムがわかりやすくなると思います．

**研修医：**病院の臨床検査のオーダーとして，血小板粘着能，血小板凝集能などがあります．先生のお話は，既に確立された臨床検査法である血小板の粘着，凝集は重視しないということですか？

**指導医：**血小板凝集能は，出血性疾患としての血小板機能異常性のスクリーニングに役立つ検査です．「血液」を重視している医師にとって，血小板凝集能は意味のある検査と理解しています．「血液」を重視する医師と，われわれ循環器医の最大の相違は「血管」を考慮するか否かにあると思います．「血液」を重視する視点では血小板の粘着，凝集はそれなりに重要です．「血管」を中心に考えるわれわれの視点では，「血管」の因子を含ま

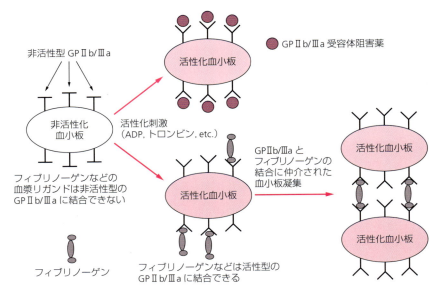

**図4** 血小板凝集

ない血小板凝集能の意味は限局的です．臨床検査の条件では血小板が粘着したり，凝集したりすることは事実でしょうが，それらの検査の結果と血管壁損傷部位への血小板の集積による止血，血栓形成には関係がないと考えています．

実際，血小板凝集能は比較的簡便な方法なので，血小板凝集と血栓イベントとしての心筋梗塞の発症の関連を比較する臨床研究が多数行われてきました．両者の間には明確な関係はないというのが今の世界のコンセンサスです．

**専修医：**教科書的には血小板が活性化するとGPIIb/IIIaの高次構造が変化してフィブリノーゲンに結合可能となると書いてあります．

**指導医**：その記載は基本的には正しいです．浮遊する血小板を対象として研究を行うと，図4下段のように，フィブリノーゲンを間に挟んで活性化血小板同士が集まり血小板凝集を起こします．血液学者とわれわれの大きな相違ですが，われわれはフィブリノーゲンとGPIIb/IIIaの結合だけでは，動脈の血流に抵抗して安定な血栓を維持することができないと理解しています．すなわち，血小板細胞を引き剝がす動脈血流の流体力を考慮するとVWFとGPIbαの結合がなければフィブリノーゲンとGPIIb/IIIaの結合のみでは血管壁損傷部位に血小板を保持できないというのがわれわれの考えです[11]．動脈硬化巣破綻，血管内皮損傷などを契機に発症する血栓イベントと，浮遊した血小板に起こる血小板凝集には根本的に差異があると考えています．

血小板凝集を完全に阻害するGPIIb/IIIa受容体阻害薬（図4上段）の心筋梗塞発症予防効果がアスピリンにも勝らなかったこと[12]，他の抗血小板薬を用いた場合でも血小板凝集阻害率と血栓イベント発症予防率が相関しなかったこと，などから血小板凝集，ないしは類似したVerifyNow（簡便に血小板凝集を血液を用いて計測する装置）などの検査の結果と血栓イベントには直接関係はないというのが私の理解です．

**専修医**：知り合いがVerifyNowの結果をもとに，クロピドグレルの用量を変更するようなことをいっていました．この考えは間違っているのですか？

**指導医**：論理的には間違っています．間違いを理解するためには，血小板細胞の活性化メカニズムをもう少し理解する必要があります．図2に示した血小板細胞の接着には，細胞としての代謝，活性化シグナルなどが考慮されていません．図3に示したようにGPIbαとVWF

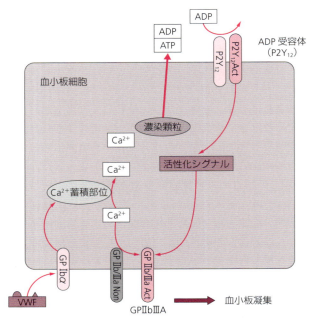

**図5** 血小板細胞活性化の単純なモデル

の相互作用とリンクしたコラーゲン受容体GPVIの刺激により血小板細胞は活性化します．活性化に寄与する受容体はコラーゲン受容体だけではありません．図5に単純化した血小板細胞活性化モデルを示します．VWFとGPIbαの相互作用により細胞の活性化が開始して，カルシウムイオンが上昇します．細胞質のカルシウムイオン濃度が上昇するとカルシウム依存性の各種酵素の活性が増加します．キナーゼと総称されるリン酸化酵素はシグナル伝達に関わる酵素をリン酸化して細胞機能を変化させます．血小板細胞内には濃染顆粒などの蓄積顆粒が存在します．カルシウムイオンが上昇すると，蓄積されたADP/ATPが細胞外に放出されます．細胞の外にはあとで説明するクロピドグレルの薬効標的P2Y$_{12}$などのADP受容体があります．これらの受容体

刺激を介して細胞の活性化はさらに促進されます．血小板細胞全体が活性化されるとGPIIb/IIIaの高次構造変化が起こります．活性化構造をとったGPIIb/IIIaにフィブリノーゲンが結合して血小板凝集が起こります．

ここまでの簡単な血小板細胞モデルの説明でも，「血小板凝集」を指標としてP2Y$_{12}$ ADP受容体阻害薬などの抗血小板薬の薬効評価を行うことが無理なことがわかりますね．

**専修医：** ちょっと結論の部分についていけません……．

**指導医：** 血小板凝集はGPIIb/IIIaの活性化構造転化と，活性化構造を有するGPIIb/IIIaとフィブリノーゲンの結合に依存しています．この簡単なモデルをみても，GPIIb/IIIaの活性化に寄与する因子には細胞内カルシウムイオン濃度とP2Y$_{12}$ ADP受容体刺激の2因子が寄与していることがわかります．出口の「GPIIb/IIIaの活性化構造転化」と「血小板凝集」の間に1：1の定量的関係があると仮定しても，「GPIIb/IIIaの活性化構造転化」に寄与する因子は「P2Y$_{12}$ ADP受容体刺激」と「細胞内カルシウムイオン濃度」の2因子があります．この2つの因子がどのような定量的関係で「GPIIb/IIIaの活性化構造転化」を起こすかは未知です．極端な例ですが，「細胞内カルシウムイオン濃度」が0のときには，「P2Y$_{12}$ ADP受容体刺激」を100行っても「GPIIb/IIIaの活性化構造転化」は起こらないが，「細胞内カルシウムイオン濃度」が1となれば「P2Y$_{12}$ ADP受容体刺激」が5でも100でも「GPIIb/IIIaの活性化構造転化」が100起こるという関係を想像してください．たくさんの血小板凝集を計測すれば，血栓イベントリスクの高い症例で「細胞内カルシウムイオン濃度」が上昇しているため，血小板凝集率が増加している

症例があるようにみえるでしょう．この場合，P2Y$_{12}$ ADP 受容体阻害と血小板凝集阻害の間に全く定量的関係がなくても，血小板凝集率を数多く計測すると両者の関係があるようにみえてしまいます．「血小板凝集」，「GPIIb/IIIa の活性化構造転化」を起こす因子が複数あり，入り口である各因子と出口である「血小板凝集」，「GPIIb/IIIa の活性化構造転化」の定量的関係が未知の場合に，出口の計測によって入り口の状態を想像するのは間違っている可能性が高いということです．

**専修医：** 説明を聞いてわかったような，わからないような感じです．確実にわかったのは血小板凝集は複雑系なので，その結果の解釈には十分に注意が必要ということですね．VerifyNow を使ってクロピドグレルの個別最適化を行っている人には，「君のやり方には科学的根拠がないよ」といってみます．

 **指導医：** そういう議論は大いに行うべきです．「私も完全にわかっているわけではないけれども，あなたのアプローチが間違っていることはわかる」という場合は多いと思います．若手医師同士の議論が深まると Thrombo-Cardiology の学問領域も活性化すると思います．わからないことのほうが圧倒的多数なので，わからないときにはわかったふりをせず「わかりません」ということが大切です．

**専修医：** 血小板凝集が血栓イベントと直接関連しないことは何となくわかりました．それでも，心筋梗塞などの血栓イベントの発症には血小板が重要な役割を演じているとされています．血小板には多くの生理機能があると思います．血栓イベント発症に寄与する因子としては，どの生理機能が大切ですか？

**指導医：**きわめて重要な議論です．動脈硬化巣破綻，冠動脈インターベンションによる内膜破壊が起こると血小板細胞が受動的に血管壁損傷部位に集積することは既にお話ししました．血管壁損傷部位に集積した血小板細胞はコラーゲン受容体GPVIの刺激，ADP受容体$P2Y_{12}$の刺激などにより活性化します．生物学的活性化の現れの1つがGPIIb/IIIaの活性化構造転化と血小板凝集です．細胞内カルシウムイオン濃度が上昇して各種細胞内酵素の活性が変化するため広範な細胞機能の変化が起こります．

　私が最も重要と理解しているのは図3に示した細胞膜のリン脂質の分布です．図3では非活性化血小板の膜を想定しているのでGPIbα，GPVIの周囲を除けば，細胞膜の外側に露出しているフォスファチジルセリンに代表される陰性荷電したリン脂質は多くはありません．血小板が活性化して，細胞内カルシウムイオン濃度が上昇すると，図6の細胞膜内に示したリン脂質撹拌酵素が活性化されます．細胞膜の内側に分布していたフォスファチジルセリンなどの陰性荷電したリン脂質が細胞表面に出現します．Annexin Vという物質がフォスファチジルセリンに結合するので，活性化後の膜のリン脂質の増加はflow cytometryなどの実験でも確認できます[13]．陰性荷電したリン脂質は凝固系の活性化に重要な役割を演じます[14]．活性化血小板の膜上にて凝固系が活性化されます．その結果トロンビンが産生され，トロンビン受容体を介してさらに血小板の活性化が進みます．血小板が細胞として止血，血栓形成に寄与するよりも，血漿蛋白相互反応としての血液凝固系のほうが効率的に活性化します．活性化血小板が放出するマイクロパーティクルも凝固系の活性化に寄与します．動脈硬化巣破綻後に，直径数ミリの冠動脈主要分枝を閉塞するのはフィブリン血栓です[15]．フィブリン血栓の足場を作

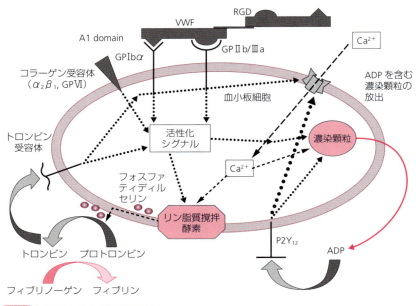

**図6** 凝固系と血小板の相互作用

(Tamura N, et al. Circ J. 2009; 73: 540-8[16] より)

るのが活性化血小板の最大の役割と私は理解しています[16].

**研修医**：血小板と凝固系は別物というのが一般的理解だと思いますが，先生は活性化血小板上の凝固系活性化が，血小板の重要な生理機能とおっしゃっているのですね．心房細動の脳卒中予防には抗凝固薬，心筋梗塞予防には抗血小板薬と，すみ分けされているのではないのですか？

**指導医**：そのイメージは完全な誤りではありませんが，正しくもありません．心房細動の左房内血栓を考えても，左房内にて血栓形成が起こる足場が必要です．フィブリンができるためには凝固系を開始させる成分が必要とい

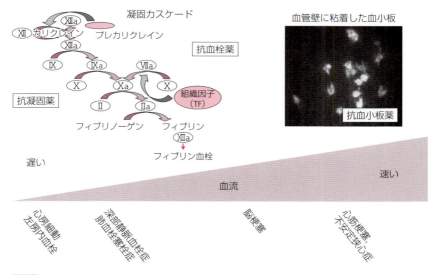

**図7** 抗凝固薬と抗血小板薬のすみ分け（血液との関係）

う意味です．心筋梗塞の場合には動脈硬化巣破綻部位にて血流に曝露される組織因子が凝固系を活性化させます．心房細動では血管の閉鎖系のなかに凝固系を活性化させる因子がないので，活性化血小板が凝固系活性化の足場になっている可能性が高いと思います．

若い先生は，図7のように理解したらよいと思います．血流と血小板，凝固系の関係はYes/Noのデジタルな関係ではなくて連続的関係です．心筋梗塞が起こる冠動脈に比較して，心房細動の左房，深部静脈血栓の深部静脈血栓は血流が遅いことは事実かと思います．液相で作用する凝固系を考えると，凝固因子が活性化されても血流により希釈される影響を受けやすいと思われます．後述する液相の血液凝固カスケードは血流の遅い静脈系での働きがより効率的でしょう．動脈系では血流に抗して血管壁に接着する血小板の役割が相対的には大きいと思います．血小板は細胞なので複雑系です．抗血小板薬を

使っても効果は部分的なので，血栓イベント抑制効果は小さく，出血イベント発症の副作用リスクは小さいのが抗血小板薬と考えればよいです．凝固系は蛋白同士の相互作用ですが，細胞のような複雑性がないため，抗凝固薬の効果は劇的です．重篤な出血イベントリスクが著増するものの，血栓イベントリスクの低下効果も強いのが抗凝固薬と考えたらよいでしょう．

**専修医：** イメージはわかりました．血小板の生理作用として，凝固系活性化以外に重要な役割はありますか？

 **指導医：** 血小板細胞には核がありません．新しい蛋白質をほとんど作れませんが，その分，初めから多くの生理活性物質を細胞内に保有しています．血小板細胞が活性化して，細胞内カルシウムイオン濃度が上昇すると，細胞の骨格も変化します．血小板細胞は大きく変形して，細胞内のα顆粒，濃染顆粒などを放出します．α顆粒中にはフィブリノーゲン，von Willebrand 因子など凝固系とも関連する蛋白質が入っています．GPIIb/IIIa も含まれているので，活性化すると細胞上の GPIIb/IIIa 分子も増えます．濃染顆粒中には ADP/ATP，セロトニンなどが含まれています．ADP, セロトニンは血小板上の受容体を介して血小板細胞をさらに活性化させます．ケモカイン，CD40 ligand などの炎症調節蛋白も血小板細胞から局所放出されます[17]．血管壁の恒常性維持に必須の役割を演じる各種生理活性物質が血小板細胞から局所放出されます[18]．局所放出された CD40 ligand などの生理活性物質は炎症性細胞機能を調節します．血小板細胞は分裂，形質変化などが起こりませんが，白血球，血管内皮細胞は分裂，増殖，形質変化も可能なので血小板細胞からの放出反応は血小板以外の細胞機能調節を介して血管の恒常性維持に大きな役割を演じていると思います．

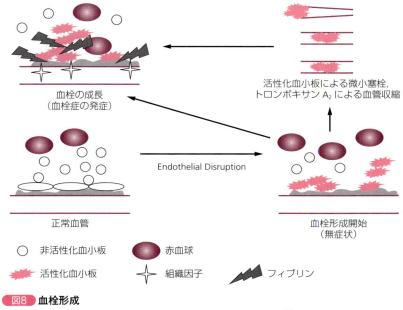

活性化血小板による微小塞栓，
トロンボキサン A₂ による血管収縮

血栓の成長
（血栓症の発症）

Endothelial Disruption

正常血管

血栓形成開始
（無症状）

○ 非活性化血小板　　● 赤血球
✹ 活性化血小板　　✧ 組織因子　　⚡ フィブリン

**図8 血栓形成**
（Goto S. Arterioscler Thomb Vasc Biol. 2004; 24: 2207-8[19] より）

　血小板細胞が活性化されると細胞膜の内側のアラキドン酸からトロンボキサン（Tx）-$A_2$が産生されます．$Tx-A_2$は，受容体を刺激して血小板を活性化させると同時に強力な血管収縮効果を発揮します．血管壁損傷部位に血小板が集積すると図8のように血小板集積部位の下流の血管を収縮させて血栓形成に寄与すると想像されています[19]．血小板細胞の血栓形成に及ぼす効果は，生理活性物質の局所放出，炎症関連細胞の機能調節を介した複雑系であると理解しています．

**研修医：** 血小板が炎症と関連することは知りませんでした．

 **指導医：** 血小板と炎症の関連は多くのレベルにて明らかにされています．血小板細胞が活性化されるとα顆粒中

の P-selectin が表面に発現します[20]. 活性化した血小板細胞は, 各種の白血球と P-selectin を介して物理的に結合します. 実際に心筋梗塞を惹起した冠動脈の閉塞血栓を病理学的に調べると, 血小板と白血球が混在していることがわかります[15]. 白血球の集積にはケモカインも寄与します. まだ論文に発表していませんが, 活性化血小板が T 細胞, 好酸球, 好塩素球などと誘因する RANTAS というケモカインを放出することをわれわれは確認しています. 血栓が白血球を吸引する「魅力」をもっているのは面白いですね.

炎症性細胞には多くの種類があります. 抗原提示細胞としては樹状細胞の役割が重視されています. 刺激を受けた血小板細胞は CD40 ligand を表面に発現し, また可溶性 CD40 ligand も溶出させます[17]. CD40 ligand には樹状細胞を成熟分化させる性質があります. また, CD40 ligand により成熟した樹状細胞はインターロイキン (IL)-12 を産生して免疫, 炎症を活性化させます. 活性化血小板の存在部位は血管の損傷部位なので免疫, 炎症が活性化して組織修復が亢進することは意味があるように思えます. 生体の面白いところは, 活性化とともに抑制経路が並存していることです. 活性化血小板とともに樹状細胞を培養すると, 樹状細胞は成熟分化します. われわれは, 活性化血小板存在下では CD40 ligand の作用により IL-12 を産生する免疫, 炎症亢進の方向に樹状細胞が分化すると予想していました. しかし, 実際に実験してみると活性化血小板存在下にて樹状細胞は成熟分化するのですが, 成熟分化した樹状細胞は IL-10 を産生して炎症, 免疫抑制の方向に向いていました[18]. 血小板細胞には免疫, 炎症を調節する役割があります. 免疫, 炎症を促進することも抑制することもできるのが細胞のすごいところです.

**研修医**：血小板が細菌を貪食するとも聞いたことがあるのですが本当ですか？

**指導医**：本当です[21]．血小板が細菌を包んでしまうこともあれば，血小板がマクロファージに貪食されることもあります．貪食されて，炎症細胞の機能を調節するという発想はすごいですね[22]．

**研修医**：単純に考えて抗血小板薬を使用すると生体の炎症反応が低下して，感染症，悪性腫瘍などにかかりやすいということはありますか？

**指導医**：強力な抗血小板薬により稀な発がんが増えるという報告は全くないわけではありません[23]．しかし，過去の大規模臨床試験は抗血小板療法と発がんリスクの関係を示してはいません．$P2Y_{12}$ ADP 受容体阻害薬を使用すると血小板の P-selectin の発現が抑制され，CD40 ligand の発現も減ります[13]．血小板自体が炎症を促進させる場合と抑制させる場合があるので，抗血小板薬投与が炎症促進に寄与する場合と炎症抑制に寄与する場合があると思います．

**研修医，専修医**：血小板について学ぶことがまだまだあることがわかりました．また，血液学の教科書の内容よりも実践的で面白かったです．今後ともご指導をお願いします．

# 第 1-2 節
## Section 1-2:

## 凝固系の基本理解

**研修医：** 各企業主導の講演会にて抗凝固薬の話を聞くことが多いです．NOACなどといわれると，その時点で「わからない」と感じてしまいます．

**指導医：** 血小板は細胞としての複雑性を理解する必要がありました．凝固系は血漿に溶解した蛋白質同士の相互作用なので，細胞と比較すれば格段に単純です．基本的に重要な事項を十分に理解すれば自信をもてるようになると思います．

皆さんも自分の血液を採取して試験官に入れると固まることを経験していると思います．昔の人も血液を採取してガラス管に入れると凝固することに驚いたと思います．ガラスの試験管に入れると接触因子が活性化されます．接触因子は血液凝固第XII因子といわれています．図9にいわゆる血液凝固カスケードを示しました．随分昔に確立された図です[24]．液相のなかで起こる血液凝固反応の基本という意味ではこの図には大きな間違いはないと思います．

今の若い人たちには「内因系」，「外因系」の区別もわからないかもしれませんね．「内因系」という意味は，試験管のなかの血液凝固を勉強していた学者たちが，試験管と血液だけで再現可能な反応（すなわち，他のものは

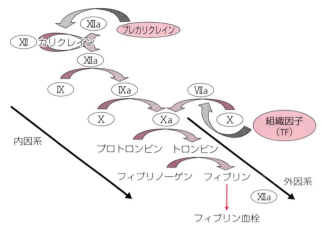

**図9** 血液凝固カスケード

必要ない）という意味でつけました．今は詳しい研究が進んでいるので，本当の意味で「内因系」（試験管と血液のみ）では凝固は起こらないことがわかっています．細かいことがわからない昔の人には「内因系」にみえたのでしょうね．「内因系」の反応では血液凝固までに比較的長い時間がかかるとされていました．今でも血液凝固機能検査のうち，a-PTTは内因系をみる検査です．血液が固まるまで150秒くらいかかることも稀ではありませんね．

「外因系」という言葉が生まれたのは，血液と試験管以外に「あるもの」を加えると血液凝固時間が飛躍的に短縮されることを発見したあとでした．「あるもの」を同定するには時間がかかりました．人の血液を用いる場合でも，牛，豚の脳，胎盤，心臓などをすりつぶしたエキスの存在下では血液凝固時間が短縮するので，「あるもの」はこれらの臓器に多くあると考えられました．血液と試験管以外に，脳，胎盤などの組織にあって血液中にないものが「あるもの」なので，組織因子と名付けられ

ました．組織因子はのちに蛋白質として単離されますが，細胞膜と一緒でないと効率的に作用しないので，今でも胎盤，脳などの組織をすりつぶして組織因子製剤を作っています．血液凝固機能検査のうち，プロトロンビン時間（prothrombin time: PT）は組織因子添加後の血液凝固時間です．内因系のa-PTTに比べれば，組織因子添加後の血液凝固時間PTははるかに短いです．

ワルファリンなどの抗凝固薬を服用するとPTは延長します．服用前の標準的な血液凝固時間が30秒で，服薬後に60秒になれば，60/30＝2のようにPT-INRを計算します．ただし，組織因子は単離された蛋白ではなく，胎盤，脳などの組織なので製剤ごとに感度が違います．$(60/30)^x$のように，製剤を補正するために冪$^{(x)}$を使います．製剤の種類により計測値は大きくばらつきます．血液凝固は比較的単純な蛋白相互作用の繰り返しです．これから詳しく解説するように，試験管のなかの血液凝固と生体内の血液凝固には大きな差異があるので，試験管のなかの血液凝固を用いた臨床検査により薬効，臨床病態を予測することが現時点でも困難です．

**研修医：**血小板より単純でもそれなりに難しそうですね．ビタミンK依存性の凝固因子というのもよくわからないので教えていただけますか？

**指導医：**長らく本邦ではワルファリンが唯一の経口抗凝固薬でした．ワルファリンの作用は「ビタミンK依存性の凝固因子」の機能的完成の阻害でしたね．その意味でもビタミンK依存性の凝固因子について理解しておくことは大切です．図10にビタミンKと蛋白質の関係をまとめました．簡単に記載してあるので，真の意味での生化学反応を正確に記載しているわけではありません．上の段の左がGlu-domain，右がGla-domainです．

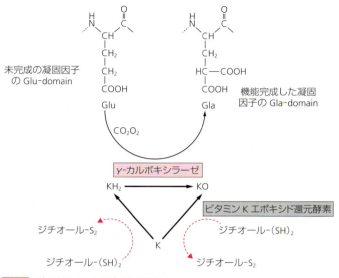

図10 ビタミンKと蛋白質の関係

凝固因子および凝固関連蛋白の一部において，Glu-domainと比べGla-domainで酵素作用が圧倒的に強くなります．Gla-domainがなくなると酵素反応は消失すると図にも極端に描いておきました．ビタミンKはGlu-Glaの転換と共役する化学反応です．仮にビタミンKが全くないとGla-domainをもった正常の凝固因子ができないので，止血ができなくなります．ビタミンKにもさまざまな構造の異なる$K_1$，$K_2$などがありますが，血栓止血学としては凝固因子の「Gla-domain」が圧倒的に重要であると理解しておいてください．

ワルファリンはビタミンK還元に関わる諸酵素（ビタミンK還元酵素複合体）の機能を阻害します．Gla-domainができることを阻害するわけではないのですが，GluからGlaに転換する化学反応の共役反応の基質の産生を阻害することにより間接的にGla-domainの完

成を阻害します．このあたりも，難しく考えると面倒なので，「ワルファリンは凝固因子の機能的完成を阻害する」と単純に理解しておけばよいと思います．

さて，ビタミン K 依存性の凝固因子，凝固調節蛋白は多数あります．凝固因子としては第 II 因子といわれるトロンビン，組織因子と結合して外因系凝固反応に必須の役割を演じる第 VII 因子，欠乏が血流病の亜系をもたらす第 IX 因子，第 X 因子がビタミン K 依存性の凝固因子です．凝固調節蛋白としてプロテイン S, プロテイン C もビタミン K 依存性です．凝固因子の機能発現においてビタミン K と Gla-domain の重要性を理解するためには図 9 の血液凝固カスケードの理解では不十分です．むしろ，図 6 の血小板活性化反応の理解が重要です．血小板が活性化するとリン脂質撹拌酵素が活性化されて，膜表面に陰性荷電したリン脂質が発現すると説明しました．最近，ビタミン K 依存性の凝固因子は Gla-domain を介して膜のリン脂質に結合することがわかりました（図 11）[25]．凝固因子の血漿中濃度はきわめて微量です．常に流れている血液中にて，低濃度の凝固因子同士が出会う確率はきわめて低いので，試験管のなかの血液凝固反応のようには起こりません．**血管壁が損傷すると血小板が集積し，活性化した血小板細胞の膜上に凝固因子が集積すれば効率的に血液凝固反応が起こります**．細胞膜のうえで起こる凝固反応が重要という概念を「Cell Based Coagulation：細胞依存性血液凝固」といいます[26]．生体内でのフィブリン血栓の形成は Cell Based Coagulation によるので，臨床検査の血液凝固反応とは全く別物というほど相違があります．

試験管のなかでは血液凝固と血小板は別物です．体内では血小板の活性化したところで凝固系が活性化し，凝固系が活性化すると産生されたトロンビンにより血小板が

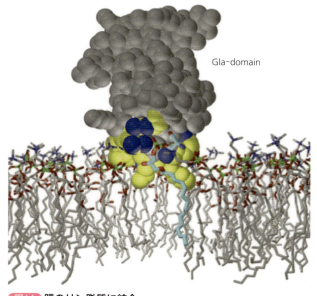

**図11** 膜のリン脂質に結合
(Huang M, et al. Nat Stuct Biol. 2003; 10: 751-6[25] より)

活性化されるという positive feedback が起こります[27]．この positive feedback は，血管損傷部位の速やかな修復と止血には効率的です．ビタミンK依存性の凝固因子が血小板膜に Gla-domain を通じて結合することが効率的な止血に役立つことを覚えておいてください．

**研修医：**血液凝固だけでビタミンK依存性凝固因子の役割の重要性を理解できました．プロテインC, プロテインSなどの経路を考えるとさらに複雑になりそうでお聞きするのが怖いくらいです．

 **指導医：**確かに，血液凝固反応と比べ，血液凝固の調節機構はさらに複雑です．私は循環器内科の臨床医なので Thrombo-Cardiologist といっても，凝固調節系まで

1-2 凝固系の基本理解

27

は十分に理解できていません．プロテインS，プロテインCなどの欠損症の患者さんに静脈血栓塞栓症が多いことなどを実感していますが，メカニズムとなると理解は不十分です．自分自身の研究テーマと離れるので，他の人の解説の引用などが多くなることをお許しください．

図12に示すThe anticoagulant protein C pathwayというDahlbäcka Bらの解説が私にはわかりやすかったので，その図を引用して説明します．ここでも，血液だけでなく血小板などの細胞膜が必須の役割を果たしていることがわかります．Protein C, Protein Sを理解するためにはトロンボモデュリンを理解する必要があります．トロンボモデュリンの研究には日本の研究者が大きく貢献しました．三重大学の鈴木宏治先生がトロンボモデュリンを同定されました．細胞に接着して機能を発揮する蛋白質なので同定も困難でした．鹿児島大学の丸山征郎先生も胎盤からのトロンボモデュリン単離プロジェクトに貢献されています[28]．血管内皮細胞などの細胞にはトロンボモデュリンが膜を貫通しています．血管内皮細胞にはProtein C受容体（endothelial protein C receptor: EPCR）もあります．血液凝固系が活性化してトロンビンが産生されるとトロンボモデュリンとEPCRに挟まれてトロンビンが閉じ込められます．血漿中のプロテインCはトロンボモデュリン/トロンビン/EPCR複合体により活性化プロテインCに転換されます．若い皆さんは血管内皮細胞の上でプロテインCは活性化されると覚えておけばよいと思います．プロテインCにもGla-domainがありますが，細胞膜とGla-domainを介して結合しているかどうかはわからないようです．

プロテインCの凝固系抑制のメカニズムが図12の下方にまとめました．この部分を理解すると欧米人と日本

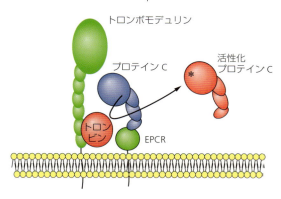

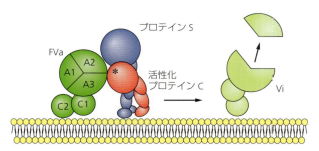

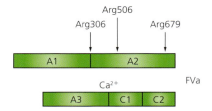

図12 The anticoagulant protein C pathway
(Dahlbacka B, et al. FEBS lett. 2005；579：3310-6 より)

人の血栓性の相違を理解できるようになります．既に血液凝固反応は血小板などの細胞膜上で起こることを説明しました．第V因子と第VIII因子はビタミンK依存

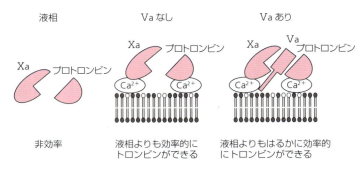

図13 活性化血小板などの細胞膜上での効率的凝固系活性化

性の凝固因子ではありませんが，脂質膜に集まる性質をもっています（図13）．活性化第 X 因子（Xa）はトロンビンを産生します．しかし，液相では効率が悪く，血小板膜上などの脂質膜上で効率的になります．活性化血小板膜に Va が存在すると Xa によるトロンビンの産生はさらに効率的になります．この第 V 因子に作用するのがプロテイン C です．トロンボモデュリン，プロテイン C などに問題がない場合には，膜に集まってきた第 V 因子がトロンボモデュリンにより活性化された活性化プロテイン C（a-protein C）により分解されます．活性プロテイン C による第 V 因子の分解でプロテイン S が補酵素の役割を演じます．プロテイン C，プロテイン S 欠損症が血栓性になるのはこれらによる第 V 因子の分解が起こらないからです．

活性化プロテイン C による第 V 因子の分解は人の止血・血栓システムが正常に機能するために重要な役割を果たしています．欧米人に比べ日本人は血栓イベントリスクが低いことが知られていました．生活習慣の相違も重要な因子ですが，遺伝的因子も日本人の血栓性の低さに寄与しています．その最も重要な因子の1つが欧米人に多い第 V 因子の Leiden 型多型です（factor V

Leiden).Leiden 型多型の第 V 因子は活性化プロテインCによる切断，不活化を受けません．血管内皮細胞による第 V 因子の不活化が起きないことが静脈血栓の発症などに強く寄与します．日本人には Leiden 型多型の人がいないことが静脈血栓が日本において少ない理由としてきわめて重要です．Leiden 型多型の第 V 因子をもつと，活性化プロテイン C により切断されないので，これらの症例を「活性化プロテイン C 抵抗性」の症例といいます．

**研修医：** 難しいところをわかりやすく解説してくださってありがとうございます．血液凝固には第 V 因子が重要な役割を演じること，健常人では血管内皮細胞近傍にてトロンビンが産生されると，トロンボモデュリンとトロンビンが結合してプロテイン C を活性化させること，活性化プロテイン C が第 V 因子を切断して凝固系の過剰反応を抑えていることが何となくわかりました．また，欧米人と日本人の血栓イベントの差異の遺伝的原因についても理解できました．

 **指導医：** 日本人が欧米人に比較して血栓イベントリスクが低いことは事実です．その事実を遺伝子背景から説明しようとすると，唯一確実なことは「日本には活性化プロテイン C 抵抗性をきたす factor V Leiden がいない（少ない）」ことです．factor V Leiden がいないと言い切ると，どこかで 1 人くらいみつかるかもしれませんが，極端に少ないことは事実です．

**専修医：** ワルファリンはビタミン K 依存性の凝固因子の機能を阻害するので，一時的にプロテイン C, プロテイン S 欠損の血栓性亢進が起こると聞きました．これは事実ですか？

**指導医**：ワルファリン服用開始時に血栓性が亢進するリスクがあることはメカニズムから考えて事実かと思います．ワルファリン服用開始に微小血栓による皮膚壊死などが起こる場合もあります．しかし，ワルファリン服用中止時のリバウンドなどは臨床的には確認されていません[29]．心配はしていても事実か否かは不明というところです．

# 第1-3節
## Section 1-3:
## 線溶系の基本理解

**研修医**：心筋梗塞後に冠動脈血栓を溶かす血栓溶解療法が施行されている国があると聞きます．線溶系についても基本を理解したいと思います．

  **指導医**：凝固系，血小板に比較すれば私の線溶系の理解は浅いです．基本的には図14のように理解しています．凝固系の活性化の結果産生されたフィブリン血栓を溶かす物質はプラスミンです．プラスミンには強力な蛋白質分解酵素作用があります．血液中にプラスミンが循環すれば，フィブリノーゲンなどの蛋白質も分解されてしまいます．フィブリンが産生された局所においてのみプラスミンが産生される仕組みが生体にあります．

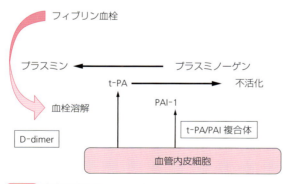

**図14** 線溶の仕組み

血液中ではフィブリンを分解する酵素活性をもたないプラスミノーゲンとして循環しています．プラスミノーゲンをフィブリンができた局所で分解するため，その場所でのみプラスミンを作る酵素をプラスミノーゲン活性化因子（plasminogen activator）と呼びます．人の血液中にはフィブリンへの結合部位を有する組織型プラスミノーゲン活性化因子（tissue plasminongen activator: t-PA）があります．フィブリンができるとフィブリン結合部位のある t-PA が血栓に集積し，プラスミノーゲンをプラスミンに転換して局所でフィブリンを分解するというわけです．

人は複雑精妙な調節系なので t-PA も，血液中にてプラスミンを作ることがないようにプラスミノーゲン活性化因子阻害因子（plasminogen activator inhibitor: PAI）-1 が t-PA の活性を調節しています．t-PA も PAI-1 も血管内皮細胞が産生します．血管内皮の機能動態により t-PA の産生が増えて血栓が溶解しやすくなる場合も，PAI-1 の産生が増えて血栓性が亢進する場合もあります．線溶も凝固系と同様に複雑に調節制御されています．

**専修医：** フィブリン血栓ができると，フィブリン周囲にて線溶系が活性化して血栓を溶解する仕組みがあることは理解できました．血液凝固系の検査として D-dimer の計測などがなされますが，D-dimer にはどんな意味があるのですか？

**指導医：** フィブリンがプラスミンにより溶解されると fibrin degradation product（FDP）が産生されます．プラスミンは強力な蛋白質分解酵素なのでフィブリンはバラバラに分解されます．血漿中にはフィブリノーゲンも混在するため，フィブリノーゲンも分解されてしまい

ます．不溶性のフィブリンと可溶性のフィブリノーゲンの構造は相同性が大きいので，FDPのなかにはフィブリン由来の部分の他にフィブリノーゲン由来の部分が含まれます．臨床家がD-dimerを計測する場合，体内の線溶の活性を知りたいというより，静脈血栓塞栓症の急性期血栓の有無など血栓の有無を知りたいことが多いですね．臨床医は，フィブリン血栓ができて，そのフィブリン血栓が溶解して産生されたFDPのみを知りたいわけです．D-dimerは，FDP中のフィブリノーゲンがフィブリンに転換されるときにできるD-D dimerという部分を認識して計測する方法です．FDPのうち，フィブリン由来の部分のみを計測しているといってもよいと思います．

血液凝固系はとても敏感なシステムです．血栓を作るトロンビンを計測しようとすると，試験管のなかでできたトロンビンと体内で産生されたトロンビンの区別がつかなくなります．D-dimerは血栓ができる反応ではなくて，フィブリン血栓ができたのちの線溶によるフィブリン溶解をみているので適度に鈍感です．静脈血栓塞栓症疑いなどの症例でD-dimerが上昇していたら，急性期の血栓の存在を疑ったらよいと思います．

**専修医：** 図14にはt-PA/PAI複合体の記載もあります．

**指導医：** t-PAも血液中に存在するとプラスミノーゲンをプラスミンにしてしまうのでPAI-1により不活化されて循環しています．体内の線溶が亢進するとt-PA/PAI-1複合体が上昇します．血栓症の臨床に使用されるマーカーとしては一般的ではありません．

**研修医：** 今でこそ，心筋梗塞急性期の症例に急性期の冠動脈インターベンションにより治療されるようになりま

したが，米国など病院へのアクセスに時間のかかる場所では線溶療法が施行されていると伺います．また，日本でも脳梗塞の急性期の線溶療法として t-PA 製剤が使われています．線溶療法の概略をご解説いただけますか？

**指導医：** 心筋を灌流する冠動脈の血栓性閉塞により心筋梗塞が惹起されると今は理解されています．1970 年頃までは，心筋梗塞が冠動脈血栓の原因であるか，結果であるかが不明確でした．ご指摘のように線溶療法が心筋梗塞急性期治療に使用され，冠動脈血栓の溶解，虚血心筋への再灌流が確認されて，冠動脈血栓が心筋梗塞の原因であることがわかりました．

細菌が産生するプラスミノーゲン活性化物質としてのストレプトキナーゼが欧米諸国にて最初に使用されました．特に，欧州にて施行された Second International Study of Infarct Survival (ISIS-2) では，1 万 7,000 例もの心筋梗塞急性期の症例を対象にプラセボとストレプトキナーゼの比較試験が施行され，30 日以内の心血管死亡率がストレプトキナーゼ群で確認されました[30]．ISIS-2 が世界に与えたインパクトは甚大でした．日本では歴史的経緯からストレプトキナーゼは使用されず，ウロキナーゼが使用されました．私が循環器内科に入った頃は，急性心筋梗塞症例の冠動脈にカテーテルを使って冠動脈内にウロキナーゼを局所注入する PTCR (percutanenous transluminal coronary revascurization) が盛んでした．

ウロキナーゼ，ストレプトキナーゼにはフィブリンへの親和性が不十分でした．すなわち，静脈内投与すると血液循環中にプラスミノーゲンをプラスミンに転換し，プラスミンがフィブリノーゲンを溶かしてしまう問題があったのです．実際，血液中には PAI-1 が大量に存在

するためプラスミンは中和されてしまいます．PAI-1を飽和する量のウロキナーゼ，ストレプトキナーゼを投与すれば血栓の溶解を期待できるけれどもフィブリノーゲンも分解してしまうのが問題とされました[31]．人の体内にある t-PA はフィブリンと特異性があって，フィブリンに結合してプラスミノーゲン活性化機能を発揮するので，病的血栓だけが溶解すると期待されたわけです．t-PA の製剤化にはストレプトキナーゼ，ウロキナーゼより時間がかかりました．冠動脈にカテーテルを入れて局所投与しなくても静脈投与で冠動脈，脳血管の血栓が溶解すると期待されました．われわれの世代ではウロキナーゼの冠動脈投与，t-PA の静脈投与，両方を経験しましたが，重篤な出血の発現頻度には大きな差異を感じませんでした．冠動脈にカテーテルを入れてウロキナーゼを局所投与する習慣があったので，バルーン血管形成術が普及すると日本では多くは冠動脈インターベンションにシフトしていきました．人の身体は複雑系なので，線溶系が活性化すると凝固系，血小板の活性化も起こります[32]．冠動脈インターベンションをするのであれば，事前に線溶療法をしないほうがよいとされて循環器内科の領域では線溶療法は廃れてしまいました．今は急性期の脳梗塞に t-PA を使用していますが，脳血管インターベンションが普及すると t-PA は不要になるかもしれません．

**専修医：**線溶療法による凝固系，血小板の活性化のメカニズムを教えていただけますか？

**指導医：**ちょっと難しい部分ですが大事なところなのでお話ししましょう．われわれは，血小板凝集の研究をしているときに，サンプルにウロキナーゼを添加すると血小板の凝集が亢進することに気づいていました[33]．仲間の高橋栄一先生が日本語の論文に現象論をまとめてい

ます．しかし，この時点ではフィブリンを溶解するウロキナーゼがなぜ血小板の凝集を促進するのか，理由は全くわかりませんでした．ウロキナーゼはプラスミンを産生します．プラスミンは多くの蛋白質を非特異的に分解します．血小板凝集に寄与するフィブリノーゲンなどの蛋白も分解することが想定されます．血小板凝集は阻害されるのが自然と考えていましたが結果は異なりました．

同じ頃に臨床的研究を行って線溶療法施行中にトロンビンの産生が亢進していることを観察しました[32]．ウロキナーゼ治療を受けている症例ではトロンビンの産生が亢進しており，試験管のなかでの血小板の反応としては血小板の凝集が亢進しているので，現象論としては線溶薬投与中に凝固系と血小板は血栓性に傾くと考えてよいと思います．血栓溶解療法に，抗凝固，抗血小板薬を併用することも適切と理解しました．

メカニズムについて悩んでいましたが，血小板細胞上にトロンビン受容体（protease activated receptor: PAR)-1 が発見されて，「これだ！」と思いました[34]．トロンビンも蛋白切断酵素ですが，プラスミンよりも選択性があります．PAR-1 受容体は受要体のなかにリガンドが含まれています．トロンビンが PAR-1 を切断することにより，受容体からリガンドが生まれて，そのリガンドが PAR-1 の残った部分の受容体を刺激して血小板を活性化させます．プラスミンはトロンビンよりも切断に特異性がないので，プラスミン存在下でもトロンビンと同じ場所が切れてしまう可能性があります．線溶薬の血小板活性化作用はプラスミンにより PAR-1 の切断と，リガンド産生による PAR-1 刺激によると理解できました．

**専修医：**改めて人体は複雑な調節系ですね．血栓がみえたら線溶薬を使って，消えたら喜ぶ，などの発想が無意味であることがわかりました．ありがとうございました．

# Take Home Message

憶えておきたい重要事項

## 📢 血小板について，これだけは知っていてね

- ☑ 血小板は血管壁損傷部位に集積して活性化する．
- ☑ 血小板の細胞膜上で，凝固系が活性化する．
- ☑ 血流条件により多少の変動があっても，生体に形成される血栓はすべて凝固系と血小板の混合血栓である．
- ☑ アスピリンはシクロオキシゲナーゼを阻害して，血小板からのトロンボキサン（Tx）-$A_2$の産生を阻害する．Tx-$A_2$による血管収縮，血小板活性化を阻害して心筋梗塞の発症を予防する．
- ☑ クロピドグレルは肝臓で産生された活性体が血小板のP2Y$_{12}$ ADP受容体を阻害して，血小板の活性化を阻害する．

## 📢 凝固系について，これだけは知っていてね

- ☑ 古典的な血液凝固カスケードは試験管の中の血液凝固の仕組み．生体内の血液凝固は活性化血小板上などの脂質膜上で起こる複雑系．
- ☑ ワルファリンはビタミンK依存性の凝固因子の機能的完成を阻害する薬．凝固因子と細胞膜の接着を阻害するので，試験管の中で予測するよりも生体内の抗血栓作用は強い．
- ☑ 細胞膜上にはプロテインC，プロテインS，トロンボモデュリンなどによる複雑な血液凝固調節機構もある．

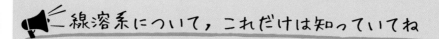

## 線溶系について，これだけは知っていてね

- ☑ 線溶を司るプラスミンはフィブリンだけでなくフィブリノーゲンも分解する．フィブリンの分解により D-dimer ができるので，D-dimer の上昇はフィブリン産生を示す．
- ☑ 血液中のプラスミノーゲンは t-PA（組織型プラスミノーゲン賦活化因子: tissue type plasminogen activation）の作用により血栓特異的にプラスミンとなる．
- ☑ 心筋梗塞，脳梗塞治療に t-PA は世界にて広く使用されている．
- ☑ 両薬ともに急性冠症候群における世界のランダム化比較試験に日本は参加しなかった．プラスグレルは世界の 1/3 量，チカグレロールは世界と同じ用量にて日本のみの小規模ランダム化比較試験を行った．

ここが知りたい 理屈がわかる抗凝固・抗血小板療法

第2章

理屈がわかる抗血小板薬の使い方

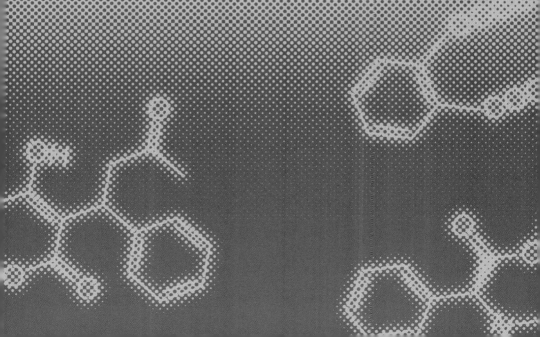

# 第 2-1 節
## Section 2-1:
## 理屈がわかるアスピリンの使い方

**研修医**：循環器内科に入院してくる人はアスピリンを飲んでいる人が多いですね.

**専修医**：循環器内科ではアスピリンは解熱鎮痛剤というより抗血小板薬と理解されています. なぜ, これほど広くアスピリンが使われているのか, 理由がわかりません. アスピリンは胃腸障害も起こし, 喘息を増悪させるのに, 循環器内科における「アスピリン信仰」には理由があるのでしょうか？

**指導医**：アスピリンはシクロオキシゲナーゼ（COX）-1 の選択的阻害薬です[35]. 細胞膜の脂肪成分から細胞がプロスタグランジンを産生して細胞機能を調節しています. 血小板細胞は, プロスタグランジンの一種として COX-1 から血栓性のトロンボキサン（Tx）-$A_2$ を産生します. アスピリンを服用すれば, 血小板が活性化しても Tx-$A_2$ を作れなくなるので「抗血小板効果」となります. 細胞としての血小板には多くの受容体があり, 数多くの活性化シグナル経路があります. アスピリンは, このなかの COX-1 の経路のみを阻害する薬剤です（図 15）.

今の医学の世界では, メカニズムに基づいた構成論的理解より, 臨床試験の結果（evidence）に基づいた evidence based medicine（EBM）を重視します. わ

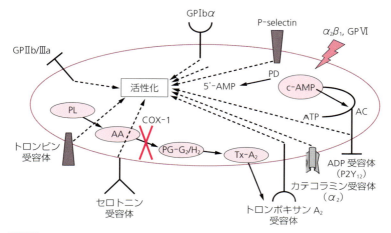

**図15** アスピリンの作用部位

れわれの世代の循環器内科医にとって，心筋梗塞急性期の症例を対象にした，アスピリンと線溶薬ストレプトキナーゼ，両者の併用，プラセボの比較である ISIS-2 (Second International Study of infarct Survival) 試験[30]のインパクトはとても大きなものでした．冠動脈の再灌流療法が確立されていない 1980 年代，心筋梗塞急性期の院内死亡率は，10％を超えていました．今では信じられませんが，心筋梗塞後は 1 カ月絶対安静という時代もありました．その時代に，アスピリンを飲むだけで心筋梗塞急性期の心血管死亡率を 25％下げることを示した ISIS-2 には標準治療を転換するインパクトがありました．われわれの世代の循環器内科医の「アスピリン信仰」は底が深いです．

**研修医：** リウマチ内科をまわったときに，古い先生が抗炎症薬としてアスピリンを使っていました．1 日 1 g も飲ませる場合がありました．循環器にくると多くの症例が 100 mg と少量です．こんなわずかな量でも効果があるのですか？

**指導医：**アスピリンはCOX-1の阻害薬です．各細胞のCOX-1の主要作用は異なります．COX-1は各種プロスタグランジン産生に寄与する酵素なので，細胞によってはプロスタグランジン産生阻害を介して抗炎症効果を発揮します[36]．白血球，血管内皮細胞などの各種細胞には核があります．DNAを使って新しい蛋白質を産生できます．核のない血小板細胞では新しい蛋白質を作る能力が限局的です．アスピリンはCOX-1をアセチル化して非可逆的にCOX-1の酵素作用を阻害するので，新規のCOX-1が産生されない限り効果は非可逆的です．100 mgと少量服用すれば，血小板細胞のCOX-1の酵素活性を喪失させることが可能です[35]．新しい血小板が産生されるまでCOX-1阻害効果が持続するので，少量でも有効です．抗炎症作用を起こさない程度の少量で抗血小板作用を期待できるのがアスピリンのよいところです．

日本，欧州では100 mgを少量アスピリンと理解していました[37]．「大きいこと」を好む米国では300 mgでも少量アスピリンといわれていた時代があります[38]．抗炎症効果が出るほどの大量を投与すると，血小板以外の細胞のプロスタグランジン産生が影響を受けます．血管内皮細胞が産生するプロスタグランジンは血管拡張，抗血小板作用のあるプロスタサイクリン（プロスタグランジン$I_2$）です．アスピリンの量が増えると，血管内皮細胞のプロスタサイクリン産生が阻害され，「アスピリンジレンマ」が起こるとされました．今は，米国，日本，欧州いずれにおいても100 mg程度のアスピリンが心筋梗塞発症予防に用いる用量です．

**専修医：**「アスピリンジレンマ」って聞いたことはありますが，今ひとつ何のことだかわかりません……．

**指導医：**アスピリンが阻害するCOX-1は多くの細胞がもっている酵素です．血小板では血栓性を亢進させるトロンボキサン（Tx）-$A_2$産生の律速酵素ですが，同じ酵素が血管内皮細胞ではプロスタサイクリンともいわれるプロスタグランジン（PG）-$I_2$産生の律速酵素となっています．アスピリンを飲むと血小板からの血栓亢進性のTx-$A_2$の産生を阻害しますが，血管内皮細胞では抗血栓効果の強い（PG）-$I_2$産生が阻害されます．血小板には抗血小板効果を有するアスピリンが，血管内皮細胞に対しては血小板を活性化させる方向に作用してしまうというのが「アスピリンジレンマ」の基本的な考え方です[35]．今の医学は臨床試験の結果を重視するEBMです．ランダム化比較試験のメタ解析でも，アスピリンは少量のほうが有効性が高いような傾向は示されています[39]．

**専修医：**ジレンマがあっても循環器の人は「アスピリン信仰」に陥っているのが不思議ですね．

**指導医：**薬効から演繹的に効果を予測するよりも，実際に使ってみてその結果に基づいて帰納的に使用するというevidence based medicine（EBM）の論理が成功した典型例ですね．アスピリンの服用により心筋梗塞急性期の心血管死亡率が減少するだけでなく，冠動脈インターベンションのない当時，20％程度が急性心筋梗塞となっていた不安定狭心症の心筋梗塞発症リスクを明確に下げたエビデンス[40]も「アスピリン信仰」の根拠になっています．急性心筋梗塞，不安定狭心症を対象としたこれらのランダム化比較試験の結果は，臨床家が感覚として実感できる水準でもありました．実臨床の感覚と一致する臨床試験の結果が，科学的情報として公開されると，臨床家の判断に大きな影響を与えることを示した実例になりました．

薬理作用から考えるとアスピリンの効果には抗血栓と向血栓の両面性があります．抗炎症作用も血栓イベントの発症に寄与しそうにもみえます．アスピリンの標的となる血小板と血管内皮細胞を，アスピリンの作用と関連する方向で弁別できれば「アスピリンジレンマ」を乗り越えることが可能です．「血管内皮細胞には核がある」けど「血小板細胞には核がない」ことは重要な相違でした．蛋白質の産生速度が大きく異ることに注目すれば，用量調節によってアスピリンジレンマは乗り越えられると理解されました．

実際，1,000 mg などという大量のアスピリンを投与すると新しい蛋白質を合成できる血管内皮細胞の COX-1 も，合成されるものから阻害されてしまいます．内皮細胞などの COX-1 を十分に阻害できない 100 mg を使用すれば，核のない血小板細胞の COX-1 のみを阻害できると考えたのです．実際，100 mg を投与すれば血小板からの Tx-A$_2$ の産生は阻害されます[41]．臨床的にも少量の有効性が大量に勝る弱い根拠があります[39]．

アスピリンは長い歴史を生き抜いた優れた薬剤です．われわれが生きる世界は資本主義の世界なので，利潤追求企業の広報活動も盛んです．薬剤の価格決定は，新薬が高く，時間経過とともに安価になる仕組みになっています．画期的新薬を開発した企業には特許などによる独占権も付与されます．長い歴史を生き抜いた「優れた薬剤」よりも，価格が高くて経験の少ない新薬を医師に処方させるプロパガンダが企業にとっては必要になります．米国の製薬企業による行き過ぎたマーケット活動については，New England Journal of Medicine の前の編集委員長であったマーシャ・エンジェル博士が『ビックファーマ』という書籍で徹底的に批判しています．「アスピリンジレンマ」はプロパガンダというよりは科学の

ように私には思えました．後述する「アスピリン抵抗性」は私には，有効，安全，安価なアスピリンを貶めるプロパガンダにみえました．この部分はのちに解説します．

**研修医：**消化器内科をまわっていると，上部消化管出血の症例にはアスピリンの服用者が多いように感じました．消化器の先生は「循環器の医師がアスピリンを出さなくなれば止血のために夜呼ばれることが減るはずなのに……」といっておりました．「アスピリン潰瘍」などの言葉もあるようです．

**指導医：**アスピリン服用者に上部消化管粘膜障害が多いのは事実だと思います．われわれも，心臓病予防のためにアスピリンを服用している日本の症例を対象に，上部内視鏡検査を施行すると30％程度の症例に上部消化管粘膜障害を認めたと報告しています[42]．経鼻内視鏡検査でアスピリン服用後に定期的に粘膜障害の有無を調べると，服用後24時間程度に粘膜障害が多くて，2〜3日にて安定することも示しました[43]．心筋梗塞を発症すると20％程度の症例が病院到着前に死亡するとされているので，「死亡を防げる」のであれば多少の副作用は我慢しよう，というのが，循環器医がアスピリンを多用する論理です．

上部消化管の粘膜障害は多いのですが，実際にヘモグロビンが低下する重篤な出血イベントリスクは決して多くはありません．アスピリンは抗血小板薬なので出血イベントが増加することは覚悟の上です．上部消化管出血も重要ですが，頭蓋内出血はさらに重要です．アスピリンの服用により惹起される頭蓋内出血を含む重篤な出血イベントの発症率は欧米のデータベースに基づいて年率0.2％に起こるとされています[44]．つまり，自分の担当

の患者さん 1,000 人に 1 年間アスピリンを服用させると 2 人に重篤な出血合併症が起こることは想定範囲です．日本人における重篤な出血合併症は欧米人より多いともいわれていますし，実は日本の医師が注意深く治療しているため，欧米よりも出血合併症の発症率は少ないとの報告もあります．消化器内科の先生を夜中に起こしてしまって申し訳ないのですが，1,000 例がアスピリンを服用して 10 例の心血管死亡を予防できるのであれば，2 例の重篤な出血イベントは容認してください，というのが循環器内科の EBM の発想です．

若い先生方に十分に理解していただきたいポイントですが，「服用すれば重篤な出血合併症が増える」アスピリンを飲ませる以上，損よりも得の多い人に限って飲ませる必要があります．自分の患者さん 1,000 人全員にアスピリンを飲ませるとして，2 人に重篤な出血が起こるのであれば，1,000 人のうち 3 名以上は救命できるような患者集団だけに限局してアスピリンを服薬させる必要があります．

では，実際に，どのような特徴を有する患者集団にアスピリンを服用させたらよいのでしょうか？ 欧米人の場合には，彼らの臨床データベースに基づいて，心筋梗塞，脳梗塞などの血管病発症後数年以内の症例がアスピリンの適応と判定されます．これらの症例はプラセボ服用時の再発率が年率 4％程度されています．最近の実臨床データも，外来通院中の安定した症例であっても，動脈硬化・血栓性疾患の心血管イベント発症率が年率 4％程度であることを示しています[45-48]．アスピリンは心血管イベントの発症を 25％程度予防するので，アスピリンを服用すると心血管イベントの発症率は年率 4％から 3％に低下すると期待されます．アスピリンより重篤な出血イベントが年率 0.2％惹起されても，差し引き

0.8%の得があると考えるのが欧米人の場合です．EBMは世界の人類の均質性を前提としているので，日本でも欧米のデータベースに基づいて二次予防にはアスピリンを服用させることに抵抗は少ないと思います．

ご開業の先生のなかには糖尿病，脂質異常症，高血圧などのリスク因子があって，まだ，心筋梗塞，脳梗塞を発症していない症例でも，将来の心筋梗塞，脳梗塞予防のためにアスピリンを処方される方がいらっしゃいます．損得勘定を十分に理解していない循環器の先生にも，「心筋梗塞になると可哀想だから」と一次予防の目的でアスピリンを出している先生もいらっしゃるかもしれません．まだ心筋梗塞，脳梗塞を発症していない症例の心血管イベント発症リスクは年率1%程度とされています．最近の実臨床データも，リスク因子が3つ以上重畳した症例でもイベントリスクは1%程度としています[45]．アスピリンが心血管イベントの発症を25%程度減少させることに差異がなくても，メリットは年率0.25%に過ぎません．年間0.2%に重篤な出血合併症が起こると考えると，これらの症例にはアスピリンを出さないほうがよいかもしれません．心血管イベントリスクの低い一次予防の症例に対するアスピリンの投与をやめれば，消化器の先生を夜中に起こす回数は減らせると思います．「本当に必要な症例に限局して薬剤を服用させる」ような医師への教育がきわめて重要だと思いますよ．

**専修医：** 循環器の先生のなかにはアスピリンを服用しても効果が出ない「アスピリン抵抗性」を問題とされる方がいらっしゃいます．私は「抵抗性」というのがよくわからないのですが……．

**指導医：**「よくわからない」という君の感覚はとても重要です！　現在の医学を支える論理が患者集団における

経験の数値データを重視する EBM であることを思い出してください．EBM の世界では，集団を構成する患者の均質性が前提になっています．どんな薬であっても，効果の出やすい人と出にくい人がいるとは想定されますが，個人差を考えると EBM の世界は破綻してしまいます．

アスピリンの場合，薬理作用から考えた場合には「アスピリン抵抗性」はほぼないことが知られています[41]．60 mg を服用すると血小板の COX-1 は完全にアセチル化され，$Tx-A_2$ の産生はほぼ完全に阻害されます．薬理学的観点では「アスピリン抵抗性」は問題とはなりません．

皆さんがアスピリンを患者さんに使用する理由は $Tx-A_2$ の産生阻害ではありませんね．アスピリンを服用させる理由は，心筋梗塞，脳梗塞などの血栓性疾患の発症予防が目的でしょう？　その意味ではアスピリンの効果は完全ではありません．心筋梗塞急性期の心血管死亡率を 25％低下させることは事実ですが，残りの 75％は死んでしまいます．この人たちは「アスピリン抵抗性」でしょうか？　私は $Tx-A_2$ 産生阻害ができていれば，血栓イベントを起こしても「抵抗性」ではないと考えます．ネット時代の若い人は「aspirin resistance」を検索すれば大量の情報にたどり着けるでしょう．多くの情報は New York Times などのいわゆるマスメディアの情報です．あるいは，心筋梗塞，脳梗塞の発症率との関係がないことが知られている血小板凝集率などを標的とした質の低い臨床的研究です．私は「アスピリン抵抗性」は科学ではないと思っています．

日本でも世界でも新薬には高い値段がつきます．効果の確立された薬剤であっても発売後時間が経過すると価格

が下がります．アスピリンは既に長らく世界で使用された薬剤です．製造は一社独占ではなく，競争原理が働くので価格も安くなっています．新薬は特許により一社独占製造が可能かつ価格も高いので，新薬メーカーの利潤は大きくなります．新薬メーカーの宣伝が過剰になるのはどうしても仕方ないところです．私には「アスピリン抵抗性」は科学というよりも抗血小板薬販売メーカーのマーケット戦略，プロパガンダにみえました．「アスピリン○○」のなかで本当に注意しなくてはいけないのは「アスピリン喘息」と考えます．喘息を既往する人へのアスピリン投与は注意のうえにも注意が必要です．資本主義の世の中，医療費は40兆円の巨大産業，などを考えると科学に基づいた正しい医療を行いたいと思っている若手は自分の頭のなかで十分に考えて，自分の納得できる考えだけを重視するという習慣をつけるのが重要だと思います．

**研修医，専修医：**「アスピリン」をなめていました．奥の深い薬ですね．勉強になりました．

**指導医：**私はアスピリンだけで1冊の本を書いています[35]．循環器内科にも心電図一筋20年，心エコー一筋20年という人はざらにいます．各分野に専門家がいるので，皆さんが勉強しなければならないことは莫大ですね．

# 第2-2節
## Section 2-2:
## 理屈がわかる クロピドグレルの使い方

### 1. クロピドグレル出現の経緯

**専修医：**「アスピリン」の話を伺ったので，次は「クロピドグレル」について伺いたいと思います．

**指導医：**君が「アスピリン」の次に「クロピドグレル」というのを聞くと世代差を感じます．われわれの世代は「アスピリン」の次には「チクロピジン」を考える世代でした[49]．

**研修医：**「チクロピジン」という薬の名前は聞いたことがないのですが……．

**指導医：**クロピドグレルは既に長い歴史を有する薬ですが，クロピドグレルの登場前のチクロピジンを理解しておくとクロピドグレルがわかりやすくなりますので，簡単に歴史を振り返りましょう．

アスピリンと異なる作用メカニズムの抗血小板薬として国際的に認識されていた薬剤がチクロピジンでした．日本にはセロトニン受容体阻害薬サルポグレラートなども抗血小板薬と認識されていましたが[6]，世界に認知されていた抗血小板薬はクロピドグレルの前の時代にはアスピリンとチクロピジンのみでした．チクロピジンの作用

メカニズムは正直よくわからなかったし，現時点でもメカニズムは明確には理解されていません．ADPによる血小板の凝集が阻害されることから抗血小板薬と理解されていました．メカニズムがわからない部分は心配でしたが，日本でも私の世代の医師は結構使っていて，アスピリンで心配な胃痛，上部消化管粘膜障害がないというところが安心感を高めている薬でした．

1990年代に冠動脈ステントが冠動脈インターベンション後の急性閉塞対策として使われるようになると，異物としてのステントにより惹起される血栓性閉塞が問題となりました．米国の友人たちはステント血栓の予防のために考えられるすべての抗血栓薬を使用しました．私が留学したスクリプス研究所では，隣の病院にステントを考案したShatz先生がいらしたので，ステント植込み後にウロキナーゼの持続点滴なども含めて考えられるあらゆる手段を試していたのを目の当たりにしました．強力な抗凝固作用のあるワルファリンをPT-INR 3を標的としても予防できず，t-PA持続静注を行っても十分に予防できず頭を抱えていたものです．たまたま，アスピリンとチクロピジンを併用するとステント血栓症が激減することに誰かが気づいたのでしょうね．

1996年にSchomigらが示した論文がステント血栓症を抗血小板薬にて激減させる最初の報告ですが，使われた薬剤はチクロピジンです[50]．アスピリン，チクロピジンの抗血小板併用療法の効果はインターベンションを行った臨床家が実感できるほど明確なものでした．標準治療が抗血小板併用療法であることを示したLeonたちの論文でもチクロピジンを使っています[51]．チクロピジンは冠動脈ステント後の標準治療になりました．

専修医：「クロピドグレル」はステント血栓予防に絶対

2-2 理屈がわかるクロピドグレルの使い方

必要だといつも注意されます．「チクロピジン」もステント血栓予防に使われたのですね．なぜ「チクロピジン」から「クロピドグレル」に代わっていったのですか？

**指導医：** チクロピジンは，ステント血栓症予防に重要な薬剤でしたが，血球系に対する重篤な副作用を惹起するリスクがありました．白血球減少症や汎血球減少症はわかりますね．その他に血栓性血小板減少性紫斑病（thrombotic thrombocytopenic purpura: TPP. 別の章で詳しく解説）というきわめて致死率の高い稀な疾患を惹起するのがチクロピジンの問題でした．欧米世界では早期からこれらの血球系合併症が問題とされました．有効性を重視する欧米人はチクロピジンを250 mg 1日2回，すなわち，1日500 mg 使用していたので，合併症の発症率も高かったのかもしれません．日本では100 mg 1日2回と欧米の半分以下を使用していたので副作用の問題がそれほど大きくなりませんでした[49]．

日本人の特性である軽度の肝機能障害はよく起こりました．もっとも，大半は一過性のGOT，GPTの上昇で，致死的な胆汁うっ滞性の肝障害はきわめて稀でした．チクロピジンの血球系副作用の問題を克服して生まれた後継薬がクロピドグレルです．血球系合併症の頻度も重篤度も改善されたので，クロピドグレルは世界で広く使用されることになりました．日本でも軽度の肝障害もチクロピジンよりクロピドグレルが少ないと報告されました[52]．

**専修医：**「チクロピジン」は世界の半分以下の用量を使っていたのであれば，クロピドグレルも欧米よりも低用量が選択されたのですか？

**指導医**：いい質問が続きますね．当時，チクロピジンもクロピドグレルも今から考えれば薬効メカニズムは未知でした．個別最適化使用するバイオマーカーはありません．「"世界の人は皆同じ"と考えて欧米と同じ用量を使用するか」，「日本の人は少し小さいので少量を使用するか」はきわめて微妙で未解決の課題でした．世界はグローバル経済の方向に進み，EBMも人類の均質性を基盤として確立されてきていました．チクロピジンと同様日本人の最適用量はクロピドグレルでも世界とは違ったかもしれませんが，クロピドグレルの販売元は，いろいろと考えた結果，世界と同じ用量を日本でも使用する方向で考えました．

**専修医**：「チクロピジン」が世界の半分以下だったことを考えると，世界と同じ用量では副作用が心配です．

**指導医**：日本の規制当局もわれわれも当初は同じような心配をしました．欧米ではクロピドグレルの錠剤は75 mgの1種類です．医師には減量の余地がありません．声高にいわれていませんが，日本の当局は25 mgの錠剤も一緒に認可しました．日本の医師には用量調節の自由が残されました[53]．また，頭蓋内出血が心配な高齢の脳血管障害の症例には添付文書でも50 mgへの減量を勧めています．クロピドグレルを承認した時点では規制当局も「世界は均一」という話に乗りきれなかったことがわかります．

死亡原因の半分が「悪性腫瘍」の日本では，循環器よりも「悪性腫瘍」が重視されます．結果として，循環器内科医は欧米追従で進んできました．ステント血栓の予防のためのクロピドグレルの用量について，欧米では75 mgを使用するか，中止するかのデジタルな結論しかありません．日本には50 mgに減量する，100 mgに増

量する，などの選択が医師の責任において可能ではありました．実際，私は75 mgから50 mg，さらに25 mgに減量して中止するような調節を行っています．日本の医師は個別最適化を行うので，実際には出血は大きな問題にはなりませんでした．私はクロピドグレルの承認申請から一貫して開発元と協力してきましたが，特許の切れた今になって「クロピドグレルは後世に残る良い薬」であると認識しています．

## 2. クロピドグレルは良い薬？

**研修医：**「良い薬」というところをもう少し教えてくれませんか？

 **指導医：**私の考える「良い薬」とは，病気になったときに自分も飲みたいし，自分の大事な家族にも勧められる薬という意味です．私は急性冠症候群になったら冠動脈インターベンションを受けたいですし，必要であれば金属ステントを入れてもらってよいと思っています．薬剤溶出ステントは勘弁してください．金属ステントを入れられたら，1年くらいはクロピドグレルをしっかり飲むと思いますよ．

**専修医：**話が飛んでしまいましたが，クロピドグレルはどのように世界に広がっていったのですか？

 **指導医：**クロピドグレルは世界で最も売れた薬剤として製薬企業が開発のモデルとする事例だと思います[54]．医師にとって，クロピドグレルは，医師が薬効メカニズムよりも有効性，安全性を重視していることを示す好例になりました．

**専修医：**チクロピジンと同じように，長い期間メカニズ

ムがわからなかったけれどクロピドグレルは広く使用されたという意味ですか？

**指導医：**まあ，その通りです．正直にいえば，今でも厳密には作用メカニズムがわかったわけではありません．およそADPによる血小板の凝集がクロピドグレルの用量依存性に阻害されることはわかっていました．既に，既存薬であるチクロピジンに構造に似ていたので，チクロピジンの代替を前提として，有効性，安全性の検証を目指すランダム化比較試験が施行されました．対象患者は冠動脈疾患，脳血管疾患，末梢血管疾患と動脈硬化病変のある症例が対象とされました．これらの症例では血栓イベント予防にアスピリンが標準治療でしたので，アスピリンとの比較試験が計画されました．

冠動脈，脳血管，末梢血管疾患において，アスピリンとクロピドグレルの有効性，安全性を検証するCAPRIE試験では，約2年間の観察期間内の心血管死亡，心筋梗塞，脳卒中の発症率がクロピドグレルにおいてアスピリン群より低いことが示されました[55]．しかし，その差はほんの少しでした．また，アスピリンの用量は米国人のいう低用量の300 mgでした．アスピリンジレンマが真実であったならば，100 mgのアスピリンを使用していたら，クロピドグレルの有効性，安全性は示せなかったかもしれません．アスピリンは上部消化管粘膜障害，出血を起こすので重篤な出血のクロピドグレルで少ないことが示され，世界に大きなインパクトを与えました．急性期に限局せず，長期の有効性，安全性を示したので，クロピドグレルは冠動脈，脳血管，末梢血管の広い適応において長く使用され，大きな商業的成功をおさめるに至ったのです．

**専修医：**チクロピジンの問題であった血球系合併症はど

うなりましたか？

**指導医**：感触として，相当減ったと思います．論文は少ないものの，TTP も発症率が低く軽症になったと報告されています[56]．

**専修医**：ステント血栓症予防効果はチクロピジンと同じでしたか？

**指導医**：ステント血栓症予防についてクロピドグレルでは明確にランダム化比較試験を行っていません．それでも，チクロピジンのときと同等の効果を実感したので，実臨床ではスムーズにチクロピジンからクロピドグレルに移行しました．

冠動脈インターベンションを行っている医師にとって，ステント血栓症は自らの治療の失敗としてインパクトが大きいので，大きなランダム化比較試験の結果がなくても標準治療が自然にクロピドグレルに移行したのはクロピドグレルが結果として良い薬剤であったためだと私は考えています．

臨床医の薬剤に対する評価には時間がかかります．クロピドグレルも世界の特許が切れた頃に「良い薬」であることが私には理解できました．特許が切れると一社による利潤の独占はなくなります．複数社が販売することで価格も下がります．特許が切れたのちに使用される薬は安全性，有効性において「良い薬」なのでしょう．複数社による競合が起こるので経済性においても「良い薬」となります．後発品，ジェネリック品とされる薬剤が日本でも普及するのがよいと私は考えます．安全，有効，安価な標準治療を超える「革新的創薬」が求められる新薬メーカーのハードルは高くなります．真の意味で「革

新的創薬」が可能な企業だけが生き残る世界になるのは，電気産業，自動車産業のみならず製薬企業でも真実になったのだと思います．

## 3. クロピドグレルの作用メカニズム

**研修医：**アスピリンの COX-1 阻害作用は，抗炎症作用としても学ぶのでよくわかるのですが，クロピドグレルの作用メカニズムはよくわからなくて困っています．

**指導医：**クロピドグレルの作用メカニズムの本態にはまだまだ未知の部分があります．君がわかっていないだけでなくて，世界の誰もが正確にはわかっていないのが実態ですから．全体像がわからなくても，皆が知っている部分だけは解説しておきましょう．

クロピドグレルの経験は，臨床医が薬効メカニズムよりもランダム化比較試験および自らの臨床経験を重視していることを明確に示した貴重なものでした．今から考えると驚きなのですが，1996 年にクロピドグレルとアスピリンの有効性と安全性を 2 万人近い症例にて比較した CAPRIE 試験のときにはクロピドグレルの作用メカニズムはほぼ完全に未知でした．クロピドグレルの服用後に採血した血液の ADP による血小板凝集は阻害されるので，ADP と関わる抗血小板薬という程度の雑駁な理解がなされている程度でした．

1997 年に世界での使用が開始されてからクロピドグレルはとても広く用いられる薬剤になりました[54]．薬剤の作用メカニズムを考えるうえでインパクトのある発見は複数あります．最初で，最大のものが，クロピドグレルの薬効標的として $P2Y_{12}$ という ADP 受容体蛋白がクローニングされ 2001 年に Nature に発表されたこと

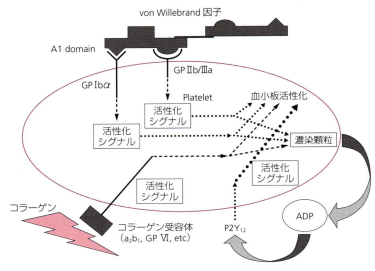

**図16** P2Y$_{12}$ ADP 受容体阻害薬の作用メカニズム

です[57].われわれも血小板を標的とする医師,科学者としてこの論文には刺激を受けました.図 16 は P2Y$_{12}$ ADP 受容体の役割に関するわれわれの理解です.血小板細胞上には膜糖蛋白 GPIb α が 1 万分子程度発現しています.血管内皮細胞が損傷されると von Willebrand 因子（VWF）が血流に曝露されます.血小板は VWF を介して GPIb α に結合し,血管壁損傷部位に接着します.接着した血小板は活性化されるのですが,そのメカニズムには未知の部分があります.活性化血小板からは濃染顆粒が局所放出されます.濃染顆粒中には大量の ATP/ADP が含まれており,放出された ADP が P2Y$_{12}$ を刺激して,さらに血小板を活性化させます.クロピドグレルなどの薬剤はこの ADP による血小板の持続的活性化を阻害する薬剤と私は理解しています.

チクロピジン,クロピドグレルは経験から生まれた薬剤です.薬効標的が明らかにされたのちには薬効標的の構

造から特異的阻害薬の開発が目指されました．チクロピジン，クロピドグレルの構造はATP，ADPには類似していません．しかし，P2Y$_{12}$がADP受容体であれば，ADPに類似した構造の薬剤を見出せるかもしれないと期待されました．実際，当時のアストラゼネカ社が複数のリード化合物を開発しておりました[57]．われわれも同社のAR-C69931MXという化合物を分けてもらって，動脈血流下の血小板凝集，血小板接着に及ぼすP2Y$_{12}$ ADP受容体の役割を検討しました[13]．受容体クローニングの直後でしたので，われわれの論文も最初はNatureに投稿しましたが1日でボツにされ，American Heart AssociationのCirculationという雑誌に公開しました．私の血小板研究者としての履歴のなかでも，この論文は米国留学時と異なり，日本のわれわれの研究チームのみで，循環器領域では世界最高峰の雑誌に公開できた自分史的にはインパクトの大きな仕事でした．

**専修医：** クロピドグレルの薬効メカニズムの理解に日本の研究者が大きな役割を果たしたとは知りませんでした．

 **指導医：** われわれは，その後もAR-C69931MXという可溶性の選択的P2Y$_{12}$ ADP受容体阻害薬を使って各種の研究成果を発表しました．2006年のJournal of the American College of Cardiologyには，図17に示すように血小板細胞内のカルシウムイオン濃度を計測して，P2Y$_{12}$ ADP受容体阻害時には細胞内への周期的カルシウムイオン流入が減って，その結果として血小板の血管壁への接着がもろくなることを示しています[58]．日本の大阪大学の富山佳昭先生はP2Y$_{12}$ ADP受容体欠損症の患者さんをみつけて，その人から採取した血小板の血栓がもろいことを報告されているので[59]，「P2Y$_{12}$ ADP受容体阻害時に血小板血栓がもろくなる」事実は，

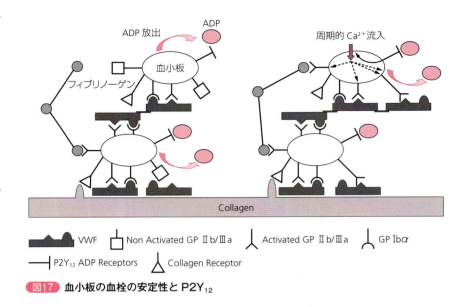

**図17** 血小板の血栓の安定性とP2Y$_{12}$

私と富山先生が世界に先駆けて発表した成果かと思います．

血小板の研究者は1960年代に確立された「血小板凝集能」という検査を重視しています．VerifyNowなど簡便に血小板機能を計測できる装置が開発されていますが，基本的には「血小板凝集能」の測定法です．血小板凝集には，血小板細胞の活性化が必須です．血小板細胞を活性化させる刺激にはADP，トロンビン，トロンボキサンA$_2$など多数あります．活性化した血小板細胞の上では，GPIIb/IIIaという血小板膜糖蛋白の高次構造が変化します．もともと非活性化血小板上のGPIIb/IIIaはフィブリノーゲン，VWFなどと接着できないのですが，血小板が活性化すると活性化血小板上のGPIIb/IIIaはこれらの血漿蛋白と結合できるようになります．活性化血小板同士がフィブリノーゲン，VWFを糊として結合しあう現象が「血小板凝集」です．一部の血小板の研究

者はP2Y$_{12}$がクローニングされたのちも，「P2Y$_{12}$と血小板凝集」の関係を研究してきました．われわれは，循環器内科医で過去の遺産に縛られず「血小板凝集」にとらわれなかったのが先行できた理由と考えています．

**専修医：**欧米には血小板凝集を特異的に抑制する薬剤があると聞きましたが本当ですか？

 **指導医：**本当です．「血小板凝集」はGPIIb/IIIaとフィブリノーゲン，VWFの結合により仲介されると説明しました．20世紀後半の実験医学の実力は，構造のわかる蛋白質の特異的阻害薬の作成を容易にしました．最初はGPIIb/IIIaの抗体が作られ，その抗体の構造をヒト型にしてabciximabという薬剤ができました．古典的な血小板研究者は，「血小板凝集」を完全に阻害できる薬剤ができたので，血小板による血栓症も完全にコントロールできると考えました．われわれ循環器内科医も，abciximabには大きな期待をもちました．その後，大分子の抗体のみでなく小分子のtirofiban，eptifibatideなどが次々と開発されました[60]．今でこそ日本も国際共同試験に参加して，世界と同時に薬剤開発を行う時代となりましたが，1990年代には薬剤は欧米で開発されたのちに日本でも開発するという流れでした．

日本では多くの人が忘れてしまっていますが，実はabciximabは，欧米の後で日本でも開発試験が行われました[61]．私もまだ若かったですし，当時の日本の循環器内科医には血小板，血栓に関する十分な知識をもっている人がいませんでした．今でこそEBMは，医学における論理として確立されていますが，当時は49対51であっても，勝ったほうがすべてをとるEBMの論理も循環器領域において確立されていませんでした．日本人における経験を蓄積するような曖昧性のある治験が

施行されました．abciximab は「血小板凝集」を完全に阻害できる薬剤なので，心筋梗塞の再発は必ず抑制するだろうとの読みがあったのかもしれません．試験のデザインに幅があり，結果の解釈を困難にしました．それでも abciximab の使用群にて重篤な出血が多いことは明確にされたので，心筋梗塞再発率の高くない日本では副作用に勝る効果を明確に示すことができず，abciximab は認可承認に至りませんでした．血栓イベントの多い欧米と，必ずしも多くない日本の特性を示す貴重な経験でした．

過去の「血小板凝集」の遺産にとらわれた多くの研究者は，「心筋梗塞などの動脈血栓症には血小板が重要な役割を演じる」，「心筋梗塞の発症に寄与する血小板の機能は血小板凝集能である」，「クロピドグレルは ADP による血小板の凝集を阻害する」，「abciximab は ADP にも ADP 以外の血小板活性化物質使用時にも血小板の凝集を阻害する」など個別にみれば必ずしも間違っているとは言い切れない命題の積み重ねから，GPIIb/IIIa 受容体阻害薬に過剰な期待をもってしまいました．今は血小板に関する基礎的研究も進んで「血小板凝集」の限界も理解されるようになりました[24]．

**専修医：** クロピドグレルにおいて GPIIb/IIIa 受容体阻害薬よりも効率的に血栓イベントが予防できた機序はわかっているのですか？

**指導医：** 正直に結論をいえば，明確な機序はわかっていません．ランダム化比較試験の結果から出血・血栓バランスにおいてクロピドグレルのほうが GPIIb/IIIa 受容体阻害薬よりも効率的であることは事実として示されています[62]．また，臨床医の感触もその事実を支持しています．

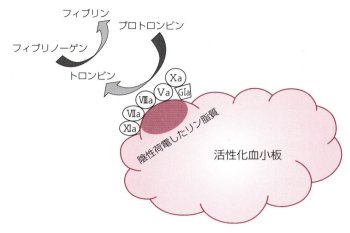

**図18** 活性化血小板上の凝固系の集積

　検査としての血小板凝集はGPIIb/IIIa受容体阻害薬が効率的に阻害します．クロピドグレルはP2Y$_{12}$ ADP受容体機能を阻害するものの，血小板凝集阻害の効率はGPIIb/IIIa受容体阻害薬より悪いのが事実です．これらの臨床的事実から推論すると，心筋梗塞などの冠動脈血栓イベントには「凝集」以外の血小板細胞機能の寄与が大きいのでしょう．観察的事実として，冠動脈の閉塞血栓の主体はフィブリンです[15]．臨床検査として血液凝固は血小板と無関係ですが，生体内では活性化血小板を足場に凝固系の活性化が起こります．P2Y$_{12}$ ADP受容体は血小板の活性化を介して，局所の凝固系活性化に寄与していると想定しています．

　活性化血小板細胞膜では陰性荷電したリン脂質が表面に発現します．図18に示すように血液凝固第II，VII，IX，X因子などがリン脂質周囲に集積して凝固系を効率化させます．一部のGPIIb/IIIa受容体阻害薬には，インテグリン$\alpha_v\beta_3$の機能阻害を介してリン脂質の発現を抑える作用がありますが，一般的にGPIIb/IIIa受容

体阻害薬は凝集を阻害するのみです．P2Y$_{12}$ ADP 受容体機能を阻害すると，凝集以外の多くの血小板活性化反応が阻害されます．陰性荷電したリン脂質の発現[13]，活性化血小板上の P-selectin の発現，炎症細胞調節機能なども影響を受けます．血小板細胞の活性化と関連したこれらの細胞反応のほうが血小板凝集よりも冠動脈閉塞血栓の形成に寄与しているのでしょう．ただし，真実の追求は今後の課題です．

**研修医：**クロピドグレルには薬効の個人差があるという話を聞きます．

 **指導医：**クロピドグレルに限らずすべての薬剤には薬効の個人差があります．アスピリンの場合には血小板の COX-1 阻害に必要な用量が 60 mg/日程度で，既に常用量の 100 mg が COX-1 の完全阻害に必要な用量でした．薬理学的意味では個人差を考える必要がありませんでした．

クロピドグレルの薬効標的 P2Y$_{12}$ は血小板上に 100 分子程度あると理解されています．P2Y$_{12}$ 欠損症は出血性疾患なので，アスピリンのように薬効標的を完全に阻害する用量は好まれません．適度な阻害が望まれます．適度な阻害がどの程度であるのかについては科学的議論が十分に進んでいません．一部にクロピドグレルの薬効のバラツキには肝臓における代謝酵素チトクロームP-450 の CYP2C19 の遺伝子多型が関与しているとの議論があります．クロピドグレルは患者集団の均一性を前提とする EBM の世界で成功した薬物です．CYP2C19 の遺伝子多型のみならず，患者集団の不均一性に注目すればすべての患者は不均一です．抗血小板薬の領域では個別化医療を行う理論基盤は確立されていません．私にはクロピドグレルの薬効の不均一性の議論

も科学というよりも企業のマーケット活動にみえます．

## 4. クロピドグレル特許切れのインパクト

**研修医：**日本でも後発品，ジェネリック薬などが推奨されています．クロピドグレルの特許喪失，後発品の出現は世界に大きなインパクトを与えたといいますが，事実ですか？

**指導医：**事実です．今から考えるとクロピドグレルは本当にすごい薬でした．日本でも医療コスト削減のため，先発品から後発品への誘導が当局主導で行われています．しかし，先発品と後発品の相違を明確に理解している医師は少ないと思います．この機会に**先発品と後発品の相違**についても理解しておきましょう．チクロピジン，クロピドグレルともにサノフィ社の開発品です．「クロピドグレルは本当にすごい薬」というのは，類似薬がなく新の意味での新薬であったためです．たとえば，最近の新薬とされる経口抗凝固薬では，ダビガトラン，アピキサバン，リバーロキサバン，エドキサバンなどの類似薬が同時に発売されました．これらの薬剤は本当の意味での革新的新薬ではなく，多くの薬剤は先発者を追いかける「me too!」drug として開発されています．世界の特許切れ直前までクロピドグレルには類似薬がありませんでした．サノフィ社は，世界の他企業が追いつけない真の意味にて革新的新薬を作ったといえると思います．

革新的新薬を創出した企業にはしばらくの間，独占的販売権が与えられます．薬剤としての物質特許だったり，特許以外の規制だったりしますが，「ものすごく努力して，革新的新薬を創出したのだから，当面の間は市場を独占的に支配してもいいよ」という発想です．競合品がないので，価値の高い薬となれば価格を高く設定するこ

とも可能です．競合メーカーもないので，利益を一定期間独占できる権利があると考えてもよいです．

資本主義の社会では複数の企業の競争により消費者は利益を得るとされています．独占禁止法などがあるのは，一社独占が続くことが消費者の利益にならないとの理解からです．「革新的新薬を生み出すほど人類に貢献したのだから，一定期間は利益を独占しても，しばらくしたら革新的新薬も公共財にしたほうがよい」というのが特許や著作権の考え方です．新薬にも同じ考えが当てはめられています．一定時期がきたら，物質特許の保護をはずして，第三者もクロピドグレルを作れるようにしようという発想です．サノフィ社のクロピドグレルはプラビックスという製剤で売られていました．クロピドグレルの特許がなくなれば，他の薬剤メーカーもクロピドグレルを作れるようになります．薬剤メーカーによって，「うちはともかく安い薬を作ろう」，「うちは甘い薬にしよう」，「うちは多少値段が高くてもブランド品の剤形をそのまま使おう」，「うちは口腔内溶解錠にしよう」など自由な競争が可能になります．特徴に応じて，プラタックス，プラマックス，クロピロンなど好きな名前をつけられます（これらは私の勝手に考えた名前です．実際にこれらの名前の薬があるわけではありません）．医師は成分としてのクロピドグレルの処方も，製剤としてプラビックスの処方も可能ですが，前者のときには患者さんは薬局と相談して自分の好きな剤形を選択できるわけです．

近年はインターネットにより世界の情報を瞬時に取得できます．医薬分業が日本よりも先行していた米国では，クロピドグレルの処方箋を「どの薬局に持って行くといくらの薬がもらえるか？」を示したサイトなどもあります．特許切れしたとはいってもブランド品のプラビック

スだと1カ月で200ドルくらいかかります．安さを重視した後発品だと1カ月15ドル程度で購入可能です．われわれの先人が作り上げた国民皆保険制度はすべての国民を守る護送船団方式です．もし，今後，日本が米国モデルを採用すると，日本でも患者さんが自分の薬の種類も価格と相談して決めなければならない時代になるかもしれません．日本では後発品とはいっても，価格が米国ほど下がっているわけではないので，インパクトを感じないかもしれませんが，「後発品の価格が先発品の1/10以下である」，「薬代を自腹で払わなければならない」自由主義の国では，クロピドグレルが革新的新薬であったゆえに，特許切れ，後発品の出現には大きなインパクトがありました．おそらく，米国でクロピドグレルの処方箋をもらった患者さんのうち，ブランド品のプラビックスを薬局からもらう人は価格の点でほとんどいないと思います．

**研修医：**クロピドグレルが真の意味で革新的新薬としてのインパクトがあったことが理解できました．ありがとうございました．

**指導医：**経済はグローバル化していますが，私は「時間のスクリーニング」を通ることができて，後発品になるくらいの薬剤のほうが患者さんには良い薬だと思っています．資本主義の原理，独占排除，新規開発推奨の米国の考えはわかりますが，自分としては薬剤の評価には長い時間をかけて，各企業が短期利益の最大化を図らない社会のほうが好みです．

## 5. クロピドグレル，チクロピジンで起こる稀な合併症：血栓性血小板減少性紫斑病

**専修医**：クロピドグレルではチクロピジンに比較して血栓性血小板減少性紫斑病（thrombotic thrombcytopenic purpura：TTP）が減少したとのお話を伺いました．冠動脈インターベンション後に血小板が減少する病態にはしばしば遭遇します．TTPは致死率の高い疾病と伺っています．どんなことに注意したらよいでしょうか？

**指導医**：薬剤の副作用のなかでも，見落とすと致死的になる副作用には十分な注意が必要です．抗凝固，抗血小板薬との関連でいえば，ヘパリン使用時のヘパリン惹起血小板減少・血栓症（heparin-induced thrombocytopenia/thrombosis：HITT）と，TTPが，見落とすと致死的な合併症となります．どちらも検査所見としては，血小板数が減少します．また，血小板数が減少するので，出血性のイベントが増えると思うと，むしろ体内にて血小板の活性化と血栓性が進む病態である部分がよく似ています．

**専修医**：HITTでは痛い目に会ったことがあります．ヘパリン使用中のPCI施行時に，バルーンを膨らませる度に血栓性閉塞を繰り返して難渋しました．ヘパリンが足りないのかと思って，ヘパリン量を増やしたら，さらに目の前で冠動脈血栓の成長が促進しました．過去にHITTを経験した先輩のアドバイスでヘパリンを止めて抗トロンビン薬アルガトロバンを使用して切り抜けました．後日，HITT抗体を計測したところ強陽性でした．

**指導医**：チームのなかに知恵者がいてよかったですね．HITは血小板が有する血小板第IV因子（platelet factor IV：PFIV）とヘパリンの複合体に対する自己免疫反応です．ヘパリン/PFIVに対する抗体（いわゆる

HIT 抗体）が，血小板膜上の Fc receptor γ IIa 受容体を刺激して，血小板を活性させます．活性化血小板が凝集して急速に血小板数が減少します．しかし，個別の血小板は著しく活性化されます．活性化血小板のうえではトロンビンも産生されるので凝固系の活性化も起こります．ヘパリンを供給し続けると，ヘパリンの抗凝固効果を上回る血栓性が持続するので，血栓イベントによる死亡リスクが増加します．トロンビンの効果を中和するアルガトロバンにより血栓性をコントロールする必要があります．

ヘパリン使用量が少ない PCI 後の HITT は，大量のヘパリンを使用する人工心肺使用時ほどではありません．本疾患については，国立循環器病センターの宮田茂樹先生が日本の臨床データベースを作っています．世界に通用する HITT の専門家なので，困ったときには宮田先生に相談するといいと思います．

**研修医：** HITT の話も伺えてよかったです．では，チクロピジン，クロピドグレルと関連する TTP に戻っていただけますか？

 **指導医：** HITT の病態を理解しておくと TTP の病態の理解に役立つと思います．さて，血管のなかで血小板の接着，活性化に最も重要な役割を演じる血漿蛋白は何であったか覚えていますか？

**研修医：** 先生の説では，血流のある血管内の血小板細胞接着，活性化に重要な役割を演じるのは von Willebrand 因子（VWF）とのお話でした．

**指導医**：その通りです．VWF は単位分子が結合しあって multimer として血漿中に存在しています．血小板と血管内皮細胞が VWF を分泌するのですが，血液に出てきたばかりの VWF は単位分子が 100 程度つながった巨大 multimer を含んでいます．巨大 multimer には血小板の GPIbα の結合部位も多いので効率的に血小板を凝集させる効果があります．血管内にて血小板の凝集が起こりすぎると血小板数が減少してしまうので，巨大 multimer を分解する仕組みがあります（図19）．この巨大 multimer を分解する酵素を A Disintegrin and Metalloproteinase with a Thrombospondin type 1 Motif, Member 13（ADAMTS-13）といいます．この ADAMTS-13 の発見にも日本の研究者が大きな役割を演じています．化学血清療法研究所（化血研）の副島見事先生がまさに「見事！」に ADAMTS-13 を単離されました．

健常者では，全身循環の過程にて VWF の巨大 multimer は分解されて血栓性の低い小さな塊となります．チクロピジン，クロピドグレル，さらに最近のプラスグレルで

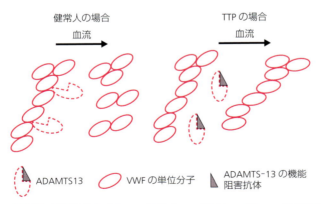

図19 循環血液中での von Willebrand 因子 multiuser の分解調節

も報告されていますが，これらの薬剤服用時にはADAMTS-13のVWF multimer分解を阻害する抗体ができてしまうことがあります．その場合には，血小板，血管内皮細胞から分泌されたVWFの巨大multimerは，巨大なままで全身を循環します．微小血管内にて血小板をトラップして，体内に多くの微小塞栓ができます．その結果として血小板数が減少します．

血小板減少以外の症候は非特異的です．脳の微小塞栓を反映した「動揺性の神経症状」，腎臓の微小塞栓を反映した「腎機能障害」など，ちょっと変だな，と思ったらTTPを疑う必要があります．微小血栓により赤血球が溶血して溶血性貧血を合併する場合，軽い発熱を合併する場合もあります．

**研修医**：血小板減少を補うための血小板輸血は必要ですか？

**指導医**：血液中に巨大VWF multimerが存在する条件では血小板輸血を行っても，すぐに血小板は消費されてしまいます．全身に末梢塞栓を起こしている状態で塞栓源となる血小板を入れると症状は増悪します．血小板減少に血小板輸血のような，原因を考えない対症療法が致死的な結果をもたらす場合があり，TTPはその代表です．現象に対して対応するよりも，原因を考えることが重要になります．TTPを見落とすと2週間以内の死亡率は90％ともいわれています．まず，後天性の血小板減少症にはHITT，TTPなどの特殊な病態があることを知り，病態に応じた対応をすることが重要となります．

専修医になれば，ここまでの説明でTTPの治療法を考えることができると思いますよ（図19）．わかりますか？

**専修医：**ADAMTS-13の酵素作用が阻害されるのが主要病態なので，ADAMTS-13を補給するのが1つの選択だと思います．

**指導医：**それは1つの方法ですね．しかし，血液中にADAMTS-13の抗体が存在しているので，ADAMTS-13を補給しても，抗体により機能阻害される可能性も高いと思います．また，ADAMTS-13を純化した製剤はないので，新鮮凍結血漿などを使うとなると効率も悪いでしょう．血漿交換によりVWFの巨大multimerを取り除き，ADAMTS-13を補給するのは論理的方法だと思います．免疫的機序が関与するのでステロイドが有効ともいわれています．メカニズムはよくわからないもののCD20に対する抗体治療が有効との報告もあります．

臨床医のレベルでは，①TTPに気づく，②原因となっているチクロピジン，クロピドグレル，プラスグレルなどをやめる，③血漿交換を行う，までを標準手順として，その後は，そのときのエキスパートの意見を求めるのが一番よいと思います．

**研修医，専修医：**ありがとうございました．

# 第 2-3 節
## Section 2-3:

# 理屈がわかる
# クロピドグレル後継薬の使い方

## 1. クロピドグレルの後継薬（1）：日本初のプラスグレル

**専修医：** クロピドグレルが革新的新薬であったことはよくわかりました．最近，プラスグレル，チカグレロールなどが P2Y$_{12}$ ADP 受容体阻害薬としてクロピドグレル後継薬の位置づけとされていると思います．解説をしていただけますか？

**指導医：** クロピドグレルは革新的新薬でしたので，類似薬の開発は容易ではありませんでした．チクロピジン，クロピドグレルはチエノピリジン系抗血小板薬として構造に類似性がありました．チエノピリジンの構造をもちながら，クロピドグレルより「良い薬」を開発しようと思っても，改善すべきクロピドグレルの欠点を明確にできないと，どんなコンセプトで開発してよいかすらわかりません．2001 年に P2Y$_{12}$ ADP 受容体がクローニングされたとはいっても，クロピドグレルの作用，副作用ともに演繹的にメカニズムが理解されているわけではありません．

そのなかで，日本企業の宇部興産㈱（ube-ind.co.jp）のなかの比較的小さな医薬品部門のチームが現在のプラスグレルに至る薬剤を開発しました．宇部興産の小さなチームは，化学構造的に候補をしぼって開発していまし

た．開発当時に私のラボに宇部興産の方が実験にみえていたので機密に触れない程度のお話を伺っていました．構造的にどのような特性に注目したのかを私は理解できていません．製薬企業としてのちに第一三共㈱として合併する三共㈱が宇部興産の化合物の臨床開発を行っていました．

**専修医**：プラスグレルは日本でできた薬剤だったのですね．宇部興産が関与していたことなど知りませんでした．プラスグレルとクロピドグレルを急性冠症候群で比較した大規模仮説検証ランダム化比較試験 TRITON-TIMI 38 試験も日本が主体となったのですか？

**指導医**：良い質問です．日本はモノ作りが得意なので薬剤もモノと考えれば日本の得意分野です．あとで詳しく説明しますが，日本人は戦略的な「大きな絵」を描くのが苦手です．職人的に目の前のモノに集中して，そのモノを改善する能力はあるのに，戦略的製品作りにおいては欧米諸国に一歩追いついていません．プラスグレルと，後述するチカグレロールを比較すると薬剤開発における「大きな絵」の重要性がわかります．

薬剤はナノメートルスケールの生体構成分子に作用します．しかし，マイクロメートルスケールの細胞とは $10^3$ 倍，メートルスケールの人体とは $10^9$ 倍とスケールの差があるので，薬剤介入の人体に及ぼす効果の予測は困難です．そこで，世界はランダム化比較試験の結果により「標準治療」を転換する EBM の時代になりました．欧米人的に考えると EBM は資本主義，共産主義などと同じように「何が正しいか？」という価値を定義する思想体系です．この EBM の論理を用いて，「標準治療を自分の薬に向けるため開発」という「大きな絵」が日本企業には描ききれなかったと私はみています．

クロピドグレルの販売権をもっていた第一製薬㈱と，プラスグレルという種をもっていた三共が合併した第一三共は，プラスグレルの価値と国内の販売戦略は十分に描けていたと思います．しかし，世界に出ようとする場合の障壁が想像以上に高かったということです．世界に出る障壁が高いことは想像がついていたので，ハーバード大学の Eugene Braunwald 博士が率いる TIMI group と臨床開発を行いました．Braunwald 博士はとても優秀かつ戦略的な先生です．日本企業との提携は初めての経験でした．TIMI group のなかには血小板の専門家はいなかったので，日本企業サイドで論理性のある開発戦略があれば TIMI group を使いこなせたかもしれません．

しかし，クロピドグレルのところで記載したように，雑駁に考えれば「抗血小板薬は血小板凝集を阻害する薬」と誤解するのも仕方のないところであったと思います．巨大製薬企業の技術をもってすれば，過去のクロピドグレル投与時の $P2Y_{12}$ ADP 受容体占拠率の簡易な計測法の開発は不可能ではなかったと思います．「クロピドグレル服用時の薬効のバラツキ」をプラスグレルにより克服すべきクロピドグレルの問題点と問題設定できれば，「クロピドグレル服用時の $P2Y_{12}$ ADP 受容体占拠率のバラツキ」を均質化するようなプラスグレルの試験を計画できたと思います．残念ながら，あくまでも「血小板凝集率」を指標として，「血小板凝集率」を一律に下げる用量（ローディングドーズ 60 mg，維持用量 10 mg）を TRITON TIMI 38 にて設定してしまいました．血栓性イベントである心血管死亡・心筋梗塞・脳卒中を減少させますが，出血イベントを増加させてしまいました[63]．特に，致死性出血を増加させてしまったので EBM の論理に基づく「急性冠症候群における標準治療のクロピドグレルからプラスグレルへの転換」は欧米諸

国でもできませんでした．

急性期に血行再建術を施行しない急性冠症候群に対してもTRILOGY-ACSという試験が施行されました．この試験において検証される臨床的仮説が私には理解できませんでした[64]．

急性冠症候群は急性期のみに抗血小板薬が必要となる疾病です．クロピドグレルの商業的成功は，比較的長期的に抗血小板薬を服用する「冠動脈，脳血管，末梢血管疾患」においてアスピリンに対するクロピドグレルの優位性を示したことに負っています．残念ながら現時点では，血管病全体を対象とした「大きな絵」を描く試験が計画されているという話を私は聞きません．モノとしてのプラスグレルにはポテンシャルがあったので，今となっては残念です．

**専修医：**今のお話ですと世界で施行された試験ではプラスグレルのローディングドーズは60 mg，維持量は10 mgということですが，実際に当院で使っている量はもっと少なかったと記憶しています．ローディングは20 mg，1日3.75 mgですが，なぜですか？

**指導医：**これがまた重要なポイントです．今の医療の世界ではEBMの論理により「真実」を決めるルールです．EBMは科学としての論理体系です．科学は普遍性を追求する学問なので本来，日本人の「EBM」などはありません．過去の標準治療と試験薬を比較して，試験薬の有効性，安全性が過去の標準治療に勝れば，今後の標準治療が試験薬になるという発想です．

日本では論理体系としてのEBMの咀嚼が不十分というか，神仏を混合できる日本的というか，曖昧性のある日

本的な対応をしています．プラスグレル開発メーカーが日本の会社で，薬剤販売から得る利益が日本から多いと考えると，「世界人類に最適化」した治療よりも「日本人に最適化」した治療が日本では受けるかもしれないとの発想は理解できます．世界人類の均質性を前提とするEBMではなくて，世界と異なる日本での「EBM」を目標としました．何となく日本人は欧米人より小柄で，何となく日本人は副作用を重視するので，日本人の至適用量が欧米人より異なるかもしれないというのは興味深い仮説だと思います．

もともと，「プラスグレルとクロピドグレルを比較すると有効性，安全性において両者には差がない」との仮説を検証するためには1万例以上のランダム化比較試験が必要とされたのでTRITON TIMI 38試験が仮説検証試験として計画されました．日本人において，TRITON TIMI 38の1/3量を用いて800例程度にてランダム化比較試験を行っても科学的な仮説検証はできません．日本で施行されたPLASFIT-ACS試験は，あくまで雰囲気として，プラスグレルでもクロピドグレルとそんなに大きな差異はないようなことを示唆した試験でした．日本人の脳では咀嚼できる試験ですが，EBMを基本原理とする世界に向けて発信する論理構築は困難です．

**研修医**：EBMが論理体系，思想体系というのは重要なこととわかりました．私は歴史が好きですが，ヨーロッパでは中世の暗黒時代を中心に徹底的な神学論争がなされました．ヨーロッパの言語はyes/noが明確なので，「正しい・正しくない」を決める尺度としての思想が必要なことはよくわかります．いわれてみると，医学を含めた科学も普遍的概念と捉える欧米人の発想をわれわれが理解しなければならないことはよくわかりました．

**指導医：**重要な視点です．君たち若い世代は「徹底的に考える」習慣を身につけなければいけません．私は1人の臨床医としては，「徹底的に考える」ときの道標は個別患者と真剣に対峙した医師としての経験と理解しています．その点で，私はEBMは科学として未熟だと思いますし，EBMに基づいた「標準治療」よりも私が感覚的に選択した個別治療が優れていると常に思っています．EBMは「標準治療」を転換するための科学であって，「個別の患者の結果がよくなる」論理ではないと私は理解しています．

**専修医：**TRITON TIMI 38試験では急性冠症候群のうち，急性期に冠動脈インターベンションを受ける症例を対象としたと伺っています．日本では圧倒的多数が急性期に冠動脈インターベンションを受けていますが，欧米では内科治療の症例も相当あると聞いています．急性冠症候群でも内科治療の試験はないのですか？

**指導医：**お話しされたように日本では圧倒的多数が急性期に冠動脈インターベンションを受けています．インターベンションを急性期に受けない症例の研究は日本では難しいでしょう．日本以外の世界では8,000例ほどの急性期に冠動脈インターベンションを受けない症例にてクロピドグレルとプラスグレルの有効性，安全性を比較したTRILOGY-ACS trialが行われました．プラスグレルの用量については探索的で，結論を明確にできる仮説検証研究ではありませんでした．

日本の医療は「医は仁術」から出発しています．しかし，世界的にみると製薬産業を含む「医」は巨大なビジネスです．プラスグレルのときに「大きな絵」を描ききれなかった原因を国内で徹底的に議論すべきです．日本の企業はモノ作りにおいて優秀ですし，日本のアカデミアの

層も決して浅薄ではありません．企業とアカデミアの協調には批判もありますが，営業部門での癒着ではなくて，開発部門での協調は日本が経済競争で勝つためにも必須と考えます．日本が将来，製薬の領域においても国際競争に勝つためには，産官学の連携体制が必須であることをプラスグレルの経験は明確に示したと思います．

## 2. クロピドグレルの後継薬（2）：戦略的なチカグレロール

**専修医：**今の時点ではチカグレロールは日本では承認されていないと聞いています．先生が first author となった PILLO 試験の論文を読ませてもらいました．チカグレロールもクロピドグレルの後継薬と目されていると思います．先生のチカグレロールに関するご意見をまず概括的に伺いたいと思います．

**指導医：**私はクロピドグレルの国内開発にも深く寄与したので，2001 年にクロピドグレルの薬効標的 $P2Y_{12}$ ADP 受容体がクローニングされる前からクロピドグレルの薬効標的には興味をもっていました．複数の企業が薬効標的を直接阻害する薬剤を探していることも知っていました．クロピドグレルは ADP の構造とは全く異なるのですが，$P2Y_{12}$ が ADP 受容体であれば ADP に類似した構造の抗血小板薬もあり得ると思っていました．2001 年の Nature の論文には選択的 $P2Y_{12}$ ADP 受容体阻害薬としてアストラゼネカ社の AR-C66096 が使用されていました．同社は ADP に類似した $P2Y_{12}$ ADP 受容体候補を複数もっていました．私は同社に手紙を書いて，「$P2Y_{12}$ ADP 受容体の研究をしたいので，AR-C66096 をください」とお願いしました．当時は研究部門では企業と医師の共同研究は普通のことでしたので，アストラゼネカ社は「AR-C66096 ではないけれどもそれに近く，のちにカングレロールとして静脈注

射可能な P2Y$_{12}$ ADP 受容体阻害薬となる AR-C69931MX」を送ってくれました．この試薬で 2002 年に Circulation に論文を発表した私としては，チカグレロールは思い入れの大きな薬剤です．

**専修医：**先生が先ほどおっしゃったように今はメカニズムよりもエビデンスの時代ですね．

**指導医：**私は医師であると同時に研究者なので，どうしてもメカニズムに目がいってしまうのですが，医師としてはいわれた通りエビデンスが重視される時代です．アストラゼネカ社は英国の会社です．米国，英国の人は欧米人のなかでも最も戦略性に富んだ国と私は理解しています．日の沈まなかった大英帝国，現在のパックス・アメリカーナの時代は米国，英国の戦略性が作り上げたものです．コストと時間をかけて薬剤を開発したら「利潤の最大化」を図るのが米英の戦略の基本です．急性冠症候群では抗血小板薬の必要性は高いかもしれませんが，日本でもせいぜい年間 10 万例以下，さらに急性期のみに抗血小板薬を必要とする急性冠症候群では得られる富は知れています．抗血小板薬は歴史的にアスピリンの時代，アスピリン・クロピドグレルの併用とクロピドグレル単独療法の時代と変遷してきました．チカグレロールの適応をアスピリン・クロピドグレル併用のクロピドグレルの代替ではなく，クロピドグレル単剤療法の部分，さらにアスピリンの部分まで切り込もうと最初に考えるのが彼らの戦略性です．

アストラゼネカ社のホームページをみると世界 30 カ国，4,000 人以上の研究者との共同研究 PARTHENON program がチカグレロール開発プログラムとして用意されているのがわかります（http://www.astrazeneca-us.com/media/press-releases/Article/20140317-

astrazeneca-announces-progress-on-global-parthenon）．急性冠症候群のみならず，心筋梗塞後の症例，糖尿病の症例，末梢血管疾患の症例，急性虚血性脳卒中など非常に広い範囲の血管病を対象としたチカグレロールの試験を行って，広い範囲の抗血小板薬の市場を得ようとしている戦略が公開されています．現在の医学の論理が EBM であれば，EBM にて評価されるエビデンスをまず確立しようとする戦略です．

**研修医：** われわれ個人としての医師では，とても太刀打ちできる世界ではないですね．

 **指導医：** その通り！ EBM という概念はランダム化比較試験の結果に基づいて未来の「標準治療」を転換する巨大な概念です．EBM は普遍的な科学なので，われわれ臨床医が自らの特殊な経験を主張する余地を残すのが難しくなります．さらに，EBM のもととなるランダム化比較試験の実施には巨大なコストがかかります．EBM の論理の範囲内にいる限り，われわれはランダム化比較試験を実施した企業よりも無力です．エビデンスの多くは英文論文にて公開され，それらに基づいて診療ガイドラインが策定されます．科学としての EBM の世界で医師の特殊な専門性を否定すれば，世界のエビデンスから公平なガイドラインを作成する能力においてわれわれ臨床医はコンピューターにもとてもかなわないでしょう．

**研修医：** 先生は EBM に否定的なのですか？

 **指導医：** 決して否定的ではありません．しかし，EBM の限界をよく理解することが必要だと思っています．EBM に基づいて医療は科学的です．科学的な医療の結果が，科学的とはいえない個別の医者の判断による医療

よりもよいとはいえないことを理解すべきです．また，君たち若手が構成論的・演繹的理解に関する研究をやめて，EBM に基づいた帰納的医療のみを行うことしか考えない医者になれば，医学部には優秀な学生がくる必要がなくなります．巨大企業が作り出す「大きな絵」のなかの 1 つのピースになりたくなければ，「われわれ臨床医は，科学的根拠は示せないけれども，個々の医師の経験に基づいて EBM の論理では理解できない質の高い医療を行う専門家としての能力がある」と言い続けることが重要です．

**専修医：** チカグレロールの仮説検証試験の詳細を教えてください．

 **指導医：** 米英人の戦略は彼らのランダム化比較試験のデザインをみてもわかります．最初に急性冠症候群を対象とした PLATO 試験が施行されました．対象薬は TRITON TIMI-38 と同じ 300 mg のクロピドグレルローディングと 75 mg の維持量です．急性冠症候群を対象として，クロピドグレルを対照としていることで PLATO 試験と TRITON TIMI 38 試験はとてもよく似ています．しかし，試験は「勝つために行う」と考えるのが米英人です．

では，君たち 2 人が EBM の概念を理解して，チカグレロールの開発責任者であったと思ってください．君たちはアストラゼネカ社から給料をもらっていて，チカグレロールの開発に失敗すればクビになると想像してください．クロピドグレルとの比較において，心血管死亡・心筋梗塞・脳卒中がチカグレロールで少なくなること，しかし，重篤な出血イベントが増えないことを示さなればなりません．薬効標的はクロピドグレルと同じ $P2Y_{12}$ ADP 受容体なので，この命題はとても難しい問題です．

**専修医:** 血栓イベントを減らしつつも重篤な出血イベントを増やさない方法ですね．これは難しい．

**研修医:** PLATO試験には日本が含まれていません．日本で医療を行っているわれわれが気がつかない欧米と日本の差異に注目したらいいと思います．

**指導医:** 良いポイントです．ヒントをあげましょう．欧米では急性冠症候群の治療として内科的治療になるグループが多いことは既に述べました．バイパス手術になる症例も日本より多いです．

**研修医:** 緊急バイパスを受けた症例は重篤な出血性合併症が多いことになります．チカグレロールに割り振られた群ではバイパス手術を禁じるとか？

**指導医:** それでは unfair な試験であることがわかってしまいます．表向き fair というのも米英のやり方の基本です．

**研修医:** となると，むしろバイパスの症例では重篤な出血イベントが増えるに決まっているのでバイパス手術を受ける症例の出血をカウントしないプロトコールにするとかの工夫ですか？

**指導医:** チカグレロールのPLATO試験も，プラスグレルのTRITON TIMI 38試験も急性冠症候群の症例を対象としています．しかし，試験の組入基準に微妙な違いがあります．すなわち，TRITON TIMI 38試験では「PCIを予定された」急性冠症候群が対象とされ，PLATO試験には「PCIを予定された」という制限がありませんでした．結果としてTRITON TIMI 38試験ではバイパス手術となった症例は1％，PLATO試験

では10%がバイパス手術を受けています．バイパス手術を受けた症例では重篤な出血合併症が起こるので，PLATO試験ではチカグレロール群とプラセボ群の重篤な出血イベントが11.6%と11.2%となっています．バイパスの症例を除外するとチカグレロール群のほうが重篤な出血が多いのですが，ランダム化比較試験としての安全性一次エンドポイントとしての血栓イベントは有意に減少，安全性一次エンドポイントである大出血イベントには有意差がない，となりました．TRITON-TIMI38試験ではバイパス手術の症例がほとんどないので重篤な出血イベントはプラスグレル群にて2.4%，プラセボ群にて1.8%と有意差がついてしまいました．

**研修医，専修医：** つまり，バイパス手術の症例が入る工夫をすることにより，両群に重篤な出血イベントの基礎数が多くなったので，統計学的差異が出にくくなる戦略をPLATO試験がとったという解釈ですか？ 何かずるいですね．

**指導医：** ずるいというより賢いというべきでしょうね．ランダム化比較試験の成果によって薬剤の認可承認の可否が決まり，さらに大規模の第三相の試験により実臨床の方向を決めようというEBMの世界の原理を理解して，最終的な目標として「企業の利潤の最大化」を目指す戦略において欧米人のほうが大きな絵が描けたということです．

皆さんのEBMの基本原理を理解することは大事ですが，ランダム化比較試験の結果に基づいて目の前の患者さんの医療を決めようと思うときには，ランダム化比較試験の結果の論文を丁寧に読む必要があります．論文のabstractを読む，論文をまとめたガイドラインを読むなどの安易な方法で自分の大切な患者さんの治療の方向

を決めてはいけません．

**研修医，専修医：** 大変勉強になりました．ありがとうございました．

# Take Home Message

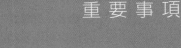
憶えておきたい重要事項

## 📢 アスピリンについて，これだけは知っていてね

- ☑ アスピリンには心筋梗塞急性期の心血管死亡率を減らすエビデンスがある．
- ☑ アスピリンは多くの血小板細胞活性化シグナルのうち，シクロオキシゲナーゼによるトロンボキサン $A_2$ の産生経路のみをほぼ完全に阻害して抗血小板効果を発揮する．
- ☑ アスピリン喘息には要注意．アスピリンジレンマ，アスピリン潰瘍は部分的真実，アスピリン抵抗性は誤った概念．

## 📢 クロピドグレルについて，これだけは知っていてね

- ☑ ステント血栓症低減効果を示したのはクロピドグレルの一世代前のチクロピジン．
- ☑ チクロピジンによる血球系，肝機能障害の副作用を低減させ，1日1度服用可とした後継薬がクロピドグレル．
- ☑ 冠動脈疾患，脳血管疾患，末梢血管疾患を対象とした大規模試験でアスピリンに対して有効性と安全性が優れることを示した．
- ☑ クロピドグレルの抗血小板作用は活性体による $P2Y_{12}$ ADP 受容体の非可逆的阻害効果に基づく．受容体の至適阻害率は未知．
- ☑ クロピドグレルは活性化血小板上の凝固系活性化を阻害して，閉塞血栓の大部分を占めるフィブリン血栓形成も予防する．

☑ 優れたクロピドグレルの特許が切れて安価な後発品が普及することは医療経済的インパクトが大（特に米国）.

## 📢 クロピドグレル後継薬について，これだけは知っていてね

☑ プラスグレルはクロピドグレルと同じ骨格をもった前駆体，チカグレロールは P2Y$_{12}$ ADP 受容体の競合的かつ選択的阻害薬で全く新しい薬.

☑ 両者ともに特許の切れたクロピドグレルの「後継薬」として，急性冠症候群などを対象としたクロピドグレルとのランダム化比較試験が行われた.

☑ プラスグレル，チカグレロールともに，過去の「標準治療」としてのクロピドグレルに勝る有効性を示す容量が選択された. バイパス手術と無関係の重篤な出血イベントは両薬ともに増加した.

ここが知りたい 理屈がわかる抗凝固・抗血小板療法

# 第3章

## 理屈がわかる抗凝固薬の使い方

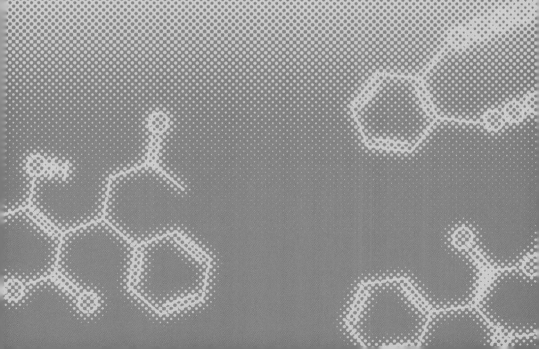

# 第3-1節
## Section 3-1:
## 理屈がわかるワルファリンの使い方

### 1. ワルファリンとはどんな薬

**研修医:** 先輩から「ワルファリンは怖い薬だから気をつけろ」とよくいわれるので，今日は真剣に勉強したいと思っています．

**専修医:** 数年しか経験がありませんが，ワルファリン使用中の症例でPT-INRが5まで延長して困った経験があります．

**指導医:** ワルファリンは50年の歴史を生き抜いた薬です．お話しされたように無知な人にとっては怖い薬です．今日は十分に解説をしましょう．ちなみに米国ではワルファリンが殺鼠剤として売っていることをご存知ですか？ ワルファリンにより惹起される出血を用いて家に入ってくるネズミを退治しようとの発想です．哺乳類を殺せるほどの強力な効果をもっているのがワルファリンの特性です．抗凝固薬のみならず，体内の血液凝固システムを理解するためにもワルファリンの理解はきわめて重要です．

図20に基礎的な見地からワルファリンの作用メカニズムを記載しました．ワルファリンはビタミンKの還元に共役した凝固因子のドメインのGluからGlaの転換

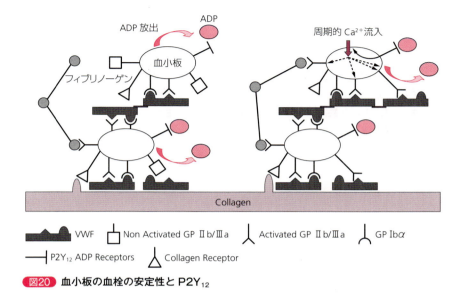

図20 血小板の血栓の安定性とP2Y$_{12}$

を阻害する薬です．Gla-domain が活性化血小板細胞膜への凝固因子の集積に必須の役割を演じることも説明しました．ワルファリンの作用を受けた血液凝固第 II, VII, IX, X 因子は，液相の酵素活性を喪失すると同時に，活性化血小板への集積能力を喪失します．液相の凝固因子の濃度は薄いので，活性化血小板膜への集積が起こらなければ凝固カスケードは著しく非効率的になります．ワルファリンの抗凝固作用は試験管内の血液凝固阻害作用よりも生体内の血栓形成阻害効果がさらに強いとの特性があります．

**専修医：** PT-INR は液相での血液凝固能を計測していると理解しています．ワルファリンは PT-INR を延長させて血栓イベントを予防する薬剤ではないのですか？

 **指導医：** 正確にいえば違います．皆さんは，物事を科学的に考えるにあたり，「原理原則に従って演繹的に説明

する」方法と,「原理原則がわからなくても結果から帰納的に説明する」方法があるのを理解していると思います.ワルファリンは,①ビタミンK依存性の凝固因子の機能的完成を阻害する,②凝固因子の酵素機能が阻害されているから,血液凝固時間(単純化してPT-INRとします)は延長する,③血液凝固時間が延長するので,血栓形成までの時間が延長して抗血栓効果を発揮する,と考えるのが演繹的推論です.①,②,③が論理的に1:1に連関する場合には演繹的推論を精密に行うことが可能です.

しかし,実際にはビタミンK依存性凝固因子の機能完成の程度と,凝固時間の定量的関係は明確ではありません.PT-INR延長の度合いと,血栓形成時間の延長,血栓イベント発症の有無についても論理は確立されていません.PT-INRはワルファリン使用時の効果と副作用のマーカーですが,ワルファリンの作用機序から演繹的に導出されたマーカーではありません.

**専修医:** それは驚きです.臨床医はPT-INRを完全にコントロールすれば,血栓,出血イベントを完全にコントロールできると信じていました.

 **指導医:** 人体は複雑精妙,人体の基本原理は理解できていません.人体を構成する各要素間の定量関係も未知です.医学の世界では演繹的論理が通用するケースはほとんどないと思っていたほうがよいでしょう.私の世代の医師は解剖学,生理学,薬理学,病理学などをしっかり学んでから臨床医学を学びました.その後,分子生物学も進歩しました.基礎医学の世界では演繹的理解を求めて研究が進められています.われわれは頭のどこかで,「複雑な人体を演繹的に理解したい」と期待しています.

しかし，臨床医学では理屈よりも結果が重視されます．「メカニズムがわからなくても，患者さんが実際に良くなれば良い治療だ」というのが臨床医学の実態です．原理原則について深く考察せず，ランダム化比較試験を無限に繰り返せば，最適の医療を見出せるとの発想にてevidence based medicineの体系が構築されました．

ワルファリンには50年の歴史があります．ワルファリンを安全に使うために医師は最大限の努力をしました．大量の症例の経験からPT-INRと出血，血栓イベントの発症リスクに関連があることがわかりました．PT-INRが高ければ出血，低ければ血栓イベントが多くなるとの定量関係もみつかったので，われわれはPT-INRを過去の経験から帰納的にワルファリンの薬効マーカーとして使用するようになったわけです．

個々の症例により，至適なPT-INRは異なるでしょう．血栓イベントリスクの高い症例であれば，少し高め，出血リスクの低い症例であれば少し低めがよいと思います．「ワルファリンの至適PT-INR」などの概念は，世界の標準的な症例に対して，過去の症例の経験から帰納的に論じることは可能ですが，自分の目の前の症例の至適PT-INR，すなわち，その症例が出血も血栓イベントも起こさないPT-INRを演繹的に予測する技術を現在の医学はもっておりません．

ワルファリンの抗凝固薬としての特性が，活性化血小板膜などの陰性荷電したリン脂質膜での凝固因子の集積を特徴とすると考えれば，細胞の寄与を考えないPT-INRでは科学的な抗血栓効果予測は原理的に不可能といってもよいと思います．

**専修医：**ガイドラインにはPT-INR 2～3とか70歳以上

は 1.6 〜 2.6 と書いてありますが，ガイドラインが間違っているのですか？

**指導医：**皆さんは若いので，深い勉強をしなければいけません．どこのガイドラインも「神が書いた絶対正しいガイドライン」とは書いていません．「エビデンスに基づいた」ガイドラインと記載されているはずです．すなわち，「ガイドラインを正しい」とする世界は「エビデンスを正しい」とする世界なのです．「エビデンス」は「神」ではないので限界があります．「エビデンス」の限界については，多くのガイドラインの最初に書いてあります．大規模ランダム化比較試験，そのメタ解析などのエビデンスのレベルが高いとされています．観察研究，症例報告などのエビデンスレベルは低いとされています．これも自然科学的真実ではありません．エビデンスレベルをこのように定義して人工的世界を作ったのが EBM の世界です．

EBM の世界では大規模ランダム化比較試験，そのメタ解析のエビデンスレベルが高いとされています．個別の医師は個別の患者の診療のプロですが，大規模ランダム化比較試験のプロではありません．むしろ，製薬企業などの巨大資本が大規模ランダム化比較試験を行う主体です．今のエビデンスを重視する世界では，個別の医師の経験の蓄積よりも，製薬企業主体の大規模ランダム化比較試験の結果が「エビデンスレベルが高い」とされます．診療ガイドラインは「エビデンスレベルが高い」治療を推奨します．診療ガイドラインを重視する世界では，卒業直後で臨床経験はないけれどもガイドラインをしっかり記憶している医師のほうが，臨床経験を積んだ医師よりも良い医師のような誤解を生みます．「エビデンス」のある治療法は，ランダム化比較試験に参加する世界の標準的症例に対する標準的治療かもしれませんが，自分

の目の前の症例に対するベストの治療とは異なります．
EBM の世界の特殊性と限界を十分に理解する必要があ
ります．

EBM の世界ではランダム化比較試験に基づいて標準治
療が決まります．ワルファリンの薬効のバラツキは大き
いし，PT-INR もバラツキの大きな検査です．FT-
INR に標的を決めるほうが，経験を積んだ医師が適当
なワルファリン治療を行うよりもワルファリン治療の結
果は悪くなるでしょう．実際，各種新規経口抗凝固薬の
開発のための第三相試験では PT-INR 2 ～ 3 を標的とし
たワルファリン治療が対照に設定されました．実臨床の
ワルファリンとは比較にならないほどワルファリン群の
出血イベントが多く，私は試験の結果をみて本当に驚き
ました．新薬を開発するメーカー，新薬の認可承認を行
う規制当局にとってワルファリンは難しい薬です．苦肉
の策として PT-INR の標的を設定するという方法を使
いました．EBM の世界でも PT-INR 2 ～ 3 をワルファ
リン治療の至適 PT-INR とする根拠は薄弱です．しか
し，過去に標準治療としてのワルファリンが確立されて
いなければ新規経口抗凝固薬の開発はできません．多く
の妥協の結果，ガイドラインに「標準治療」として
PT-INR 2 ～ 3 のワルファリン治療が記載された経緯が
あります．PT-INR 2 ～ 3 のワルファリン治療では重篤
な出血合併症が年率 3%以上発症するので，予防介入と
して容認できる水準ではありませんでした[65,66]．EBM
は「標準治療」転換の論理です．実際の臨床医のフル
ファリン治療は十分に標準化されていません．無理やり
「標準化」するのはよくないことが PT-INR 2 ～ 3 の設
定でわかったと私は思っています．ガイドラインが間
違っているというよりも，EBM という体系の構造上の
欠格と理解したほうがよいと思います．

3-1 理屈がわかるワルファリンの使い方

**専修医：** EBM，ガイドラインなどを単純に受け入れるのではなくて，徹底的に吟味して自分の目の前の症例に対応することが先生の基本姿勢というのは理解できますが，われわれ若手にはガイドラインのインパクトは大きいのが実態です．

**指導医：** ガイドラインを書く人の多くは限界を理解しています．また，ガイドラインの部分を読まずに全体を読めば，「実臨床にあたっては，このガイドラインの記載に従うな」との記載も多くあります．ガイドラインは世界の標準的人類に対する標準治療の記載を目指します．ランダム化比較試験は国際共同試験として標準的人類に行われます．一般に欧米人に比較して小柄で，血栓イベントリスクが低く，文化的に安全性重視の日本人の症例に対する抗血栓治療は世界と異なるのが当然だというのが私のスタンスです．

**研修医：** ワルファリンは静脈系の血栓予防に使うべきで，心筋梗塞予防に使うべきではないと聞いたことがありますが本当ですか？

**指導医：** 血栓の主体は血小板，白血球，フィブリン，赤血球などです．構成成分には各々役割があります．赤血球の役割は十分に理解されていないので，薬がありません．白血球では最近，コルヒチンの心筋梗塞再発予防効果などが発表されので[67]，将来，より選択的な白血球標的薬が開発される可能性があります．現時点では，血小板とフィブリンに対する薬剤があります．このため，抗血小板薬と抗凝固薬が抗血栓薬とされています．薬剤が開発されると製薬企業と規制当局の話し合いにて薬剤の適応症が決まります．今はEBMを仮に正しいとしている世界なので，適応症はエビデンスのある疾病となります．専門家としての医師には裁量権としての処方権が

あります．医師の処方は適応症に必ずしも縛られる必要はありません．製薬企業の営業活動は適応症に限局されます．アスピリン，ワルファリンは過去の甚大な経験から広い適応を取得しています．抗凝固・抗血小板薬などの新薬が適応を取得すれば，企業はその適応症の広報をします．クロピドグレルは昨今特許切れしましたが，最近まで一社独占でした．クロピドグレルの適応症は急性冠症候群，虚血性脳卒中などでした．静脈血栓は入っていません．営業戦略として，抗血小板薬クロピドグレルは動脈系，抗凝固薬は血流のうっ滞した血栓とのすみ分けが強調されました．いわゆる新規経口抗凝固薬も心房細動の脳卒中予防の適応を取得したら，血流のうっ滞した心房細胞の血栓予防という宣伝を行います．

医学は科学に基づき，医師の診療も科学に基づくべきですが，医学は物理学などに比較すると不確定の部分が多い実態にあります．医療は公的保険に支えられた巨大な市場です．個人としての医師，医学者の情報発信力と新薬開発メーカーの情報発信力には大きな差異があります．新薬メーカーの発信する情報があたかも科学的真実のように誤解される場合が多いのは事実です．

ワルファリンは抗凝固薬ではありますが，過去に心筋梗塞再発予防においてアスピリンとの有効性を比較したランダム化比較試験が施行されました．ワルファリン群の出血イベントは多かったものの，血栓イベントはワルファリン群において少なかったと報告されています[68]．血管を閉塞する大きな血栓の形成には血小板と凝固系のポジティブフィードバックが必要です（図21）．血小板とフィブリンからなる冠動脈の閉塞血栓予防において「ワルファリンは有効であるけれども，出血の懸念があればアスピリンでもよい」というのがバランスのとれたメッセージだと思います．図にまとめると図22を少し

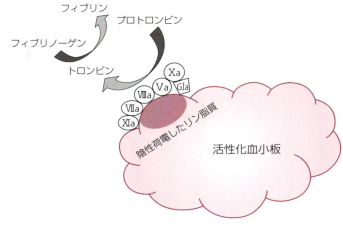

**図21** 活性化血小板上の凝固系の集積

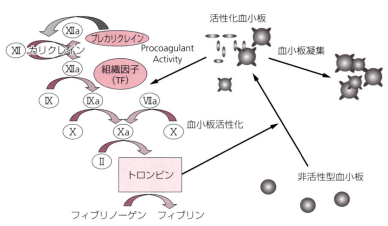

**図22** 血小板と凝固系の相互作用

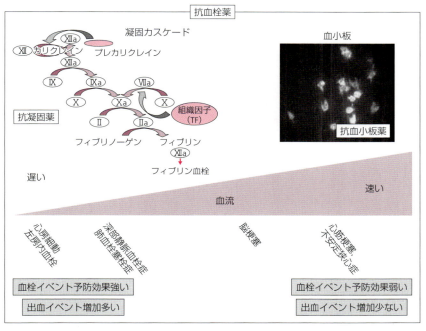

図23 抗凝固，抗血小板薬

修正した図23が私のイメージする抗凝固薬と抗血小板薬のすみ分けです．

## 2. ワルファリンの薬効モニタリング

**研修医：** 先生から演繹的ではないと指摘されましたが，PT-INRはワルファリンの薬効モニタリングとして広く使用されていると思います．でも，PT-INRが何を計測しているのか？ などよくわからない部分もあります．ご解説いただけますか？

**指導医：** 試験管の中の血液凝固には内因系と外因系があることを第1章で解説しました．外因系とは血液以外の因子を必要とする意味で，その血液以外の物質とは組

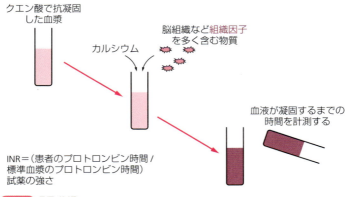

図24 PT-INR

織因子のことです．きわめて雑駁に解説すれば，カルシウムイオンをキレートして抗凝固した血液にカルシウムイオンと組織因子を添加して固まるまでの時間を計測するのがプロトロンビン時間（prothrombin time: PT）です．方法から直感できるように PT はバラツキの大きな検査です．検査法の概略を図24に示しました．図23などと比較するとわかりますが，組織因子を入れたのちの血液凝固時間なので，ビタミン K 依存性の凝固因子うち，第 IX 因子の影響は受けません．検査法の確立当初には出血性疾患スクリーニングという意味もありましたが，今はワルファリンの薬効評価法としてのみ意味があると考えたほうがよいと思います．

薬効評価には血液が凝固するまでの時間としてのプロトロンビン時間ではなく，服薬による凝固時間の延長を評価します．すなわち，健常成人の標準的な血漿における凝固因子が 20 秒であった場合で，ワルファリン服用者の凝固時間が 40 秒となれば PT-INR は 40/20＝2.0 というのが基本です．しかし，組織因子は純化された蛋白質ではありません．牛の脳，胎盤などから作成した組織因子製剤なので，製剤により感度が異なります．標準

血漿の凝固時間が 20 秒，ワルファリン服用中の凝固時間が 40 秒であっても，血液凝固因子が減少している場合も，十分に減少していない場合もあります．

試薬の感度を調節する係数を ISI（international standard index）といいます．ISI 1 の試薬を使った場合には比較的ばらつきが少ないのですが，ISI 2 の試薬を使った場合には PT-INR は $(40/20)^2＝4.0$ となります．臨床検査値として PT-INR 1.72 などと出てくる場合もありますが，小数点以下 2 桁には全く意味はなく 1.72 であれば 1.5 から 1.9 くらいを反映していると評価したほうがよいと思います．

PT-INR はきわめて雑駁で，バラツキが大きく，信頼性の少ない検査です[24]．

**研修医：**ワルファリンは難しい薬といわれています．頼りにすべき臨床検査がそんなに雑駁では困るのではないですか？

**指導医：**検査法の欠点を十分に理解していれば，実態として困ることはありません．経験を積めばわかりますが，ワルファリンの薬効が変動するとはいっても，実際に大きな変動が起こることは稀です．多くの臨床医は 1 ～ 3 カ月に一度のモニタリングでワルファリンを使用していると思います．驚くほど PT-INR が変動して緊急の対応が必要な症例は少数です．

ワルファリン開始時にも，日本人であれば多くの症例が 2 mg のワルファリンで大きく困ることはなく，ワルファリンを開始できます．2 mg，1 週間程度で PT-INR は 1.6 前後に安定すると思います．あとは，自分の標的に合わせて 0.5 mg 程度の調節を行えばワルファ

リン使用で困る症例はほとんどありません．

## 3. ワルファリン使用時に気をつけること

**研修医：** 私はまだ経験が少ないので，ワルファリンの使用には躊躇してしまいます．どんなことに気をつけたらよいですか？

**指導医：** ワルファリンの薬効発現は比較的複雑です．図25に示すように経口摂取したワルファリンの多くは不活性体です．大部分は血漿蛋白に結合します．血漿蛋白に結合していないワルファリンが肝臓にてCYP2C9という酵素により活性型ワルファリンに転換されます．この活性型ワルファリンにはビタミンK還元酵素複合体阻害作用があります．

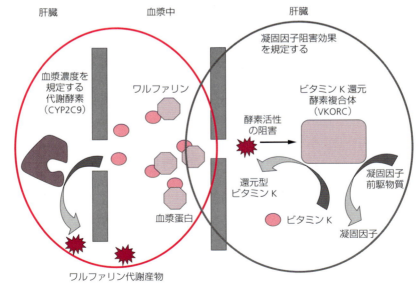

図25 ワルファリンの薬効発現

ワルファリンの薬効は，①血漿蛋白への結合，②CYP2C9による代謝，③ビタミンK還元酵素複合体（VKORC）への効果，により複雑に調節されています．CYP2C9，VKORCともに遺伝子多型により活性が異なります．ワルファリンの効果の個人差の多くは遺伝子型により説明できると思います[69]．

さらに，ビタミンKを多く含む納豆を食べればワルファリンの薬効はなくなります．クロレラなどでも同様の経験があります．ワルファリンに影響を与える食物は本ができるくらいあります．また，多くの薬剤がCYP2C9により代謝されるので，ワルファリンに影響を与えます．ワルファリンは歴史が長い薬なので，問題を惹起した併用薬，食品についても十分な理解が進んでいます．頻度の低いものでも，異常を起こしたものは報告され，記録されるので，ワルファリンとの併用において注意すべき薬剤は多くなっています．

私は30年臨床現場で，ワルファリンを多く使用してきました．患者さんに確実に指導しなくてはいけないのは，「納豆を食べてはダメですよ」，「安易に風邪薬を飲んではいけませんよ」，「他の病院を受診したら必ずワルファリンを服用していることを伝えてくださいね」，などの少数であると今は思っています．ワルファリンは難しい薬ですが，難しいという情報が共有されているので，実態として大きな問題が起こることは少なくなっています．

## 4. ワルファリンが必ず必要な場合

**研修医：**先生のお話を伺っても，ワルファリンはおっかない薬という感じがするので，できれば避けていきたいと感じます．新規の経口抗凝固薬も複数出そろったのでワルファリンの勉強をしなくてもよい時代になったとは

3-1 理屈がわかるワルファリンの使い方

いえませんか？

**指導医：**残念ながら，いわゆる新規の経口抗凝固薬はトロンビン，Xa などの凝固に関わる酵素の可逆的，選択的阻害薬に過ぎません[70]．体内局所にてトロンビンが大量産生される場合，Xa 産生速度が著しく高い場合には役に立ちません．たとえば，機械弁などの人工物を入れた場合，人工物の血栓性は著しく高いので，抗トロンビン薬，抗 Xa 薬では対抗できません．ワルファリンが必要です．日本では症例が減りましたが，僧帽弁狭窄症の心房細動などでもワルファリンが必須です．日本人は一般に血栓性が低いものの，それでも深部静脈血栓症を発症する症例ではループスアンチコアグラント，プロテイン C，プロテイン S 欠損などの血栓素因の人が多いのが実態です．これらの症例も，選択的抗トロンビン薬，抗 Xa 薬では対抗できないと考えたほうがよいです．若い皆さんもワルファリンの使用を習熟する必要がありますよ．

本当に抗凝固薬が必要なくらい血栓性の亢進している症例には選択的・可逆的な単一凝固因子の酵素機能阻害薬である NOACs は役に立たず，ワルファリンが必要ということです．

# 第3-2節
## Section 3-2:

# 理屈がわかる新規経口抗凝固薬の使い方

## 1. 新規経口抗凝固薬開発の経緯

**専修医**：学会のランチョンセミナーなどでは抗トロンビン薬，抗Xa薬などの新規経口抗凝固薬のセッションがたくさんあります．製薬企業主催の講演会でも，「素晴らしい薬」であるという意見が多く聞かれます．先生も新規経口抗凝固薬の臨床開発に関わったとお聞きしています．先生の講演などは少ないのですが，まずはこれらの薬剤が開発された経緯をご解説くださいますか？

**指導医**：細胞の機能の解析は困難です．血液凝固は試験管でも再現できます．凝固に関わる蛋白質の構造も理解されていました．経静脈的に使用する薬剤ですが抗トロンビン薬を日本企業が開発した実績もあります．既に選択的抗トロンビン薬ができているとなれば，その製剤を経口薬とする工夫は新薬開発のなかでは容易です．トロンビンとXaには構造的類似性もあるので，経口の抗Xa薬の開発も新薬開発のなかでは容易な部類です．

かつてのクロピドグレルなどは真の意味での新薬でした．開発したサノフィには長年他の企業は追いつけませんでした．今回の抗トロンビン薬，抗Xa薬は比較的安易な薬剤なので多くの企業が臨床開発に乗り出しました．名前を聞いたことのある大企業は，日本企業も含めて皆こ

れらの薬剤の臨床開発を行いました．

臨床開発の標的としては大きなマーケットが重要です．抗凝固薬は確実に出血イベントを増やす薬剤であるため，本当に必要な症例は人工弁，僧帽弁狭窄症，血栓素因などです．

しかし，凝固因子の可逆的阻害薬では血栓リスクの著しく高い症例には太刀打ちできません．それほど血栓性が高くはないけれども，必要症例数の多い病態が開発の標的にされました．最大の標的とされたのは，非弁膜症心房細動でした．Framingham 研究にて，心房細動は将来の脳卒中発症と密接関連するリスク因子であることが示されています[71]．また，心房細動では左房の収縮機能が消失し，左房内血流がうっ滞します．左房内血流がうっ滞すると左房内血栓ができるように思われます．左房内血栓が脳に塞栓すると大きな血栓ができます．左房内血栓による重篤な血栓塞栓症の発症頻度は高くありませんが，脳卒中頻度は高いので，脳卒中と心原性塞栓症を混在させる論理にてマーケットを拡大できると考えました．実際は冠動脈閉塞血栓も，アテローム血栓性血栓も，心房細動症例の心原性塞栓も血小板と凝固系の混合血栓として差異はありません[15,72]，「非弁膜症性心房細動」という疾患概念を抗凝固薬が必須の病態として新たに作ろうとしたのでしょう．さすがに，世界の優秀な頭脳が集まる巨大企業の戦略だけに，この戦略は成功しているようにみえます．

血栓サイズの評価が可能な深部静脈血栓症にて用量を設定し，市場の大きい心房細動の脳卒中予防を標的としたランダム化比較試験が計画されたことになります．

**専修医：**企業主導，共催講演会では，新規経口抗凝固薬

は出血リスクが少なく，血栓イベント予防効果はワルファリンと同様というメッセージが多いように思われます．

**指導医：** 君はそう思いましたか？　私は各種抗凝固薬の臨床開発に寄与して，大分違う感触をもちました．歴史的には，アストラゼネカ社のximelagatranの非弁膜症性心房細動の脳卒中予防試験が大規模第三相試験の最初と思います．試験はワルファリンとの比較において施行されました．ワルファリンとximelagatranのランダム化は，欧州ではオープンラベル，北米では二重盲検試験として施行されました．

**研修医：** ごめんなさい．オープンラベルとは何ですか？二重盲検とは何ですか？

**指導医：** 今の医学はランダム化比較試験による仮説検証試験の結果を重視するEBMを基本原理としています．新薬の認可承認にあたっては，過去の標準治療に対する新薬の有効性，安全性を科学的に示すことが企業に義務づけられます．科学的仮説検証のためにはランダム化比較試験が重視されます．ランダム化比較試験とは，患者さんを過去の標準治療と新薬にランダムに割り振って，その結果を比較する試験という意味です．オープンラベルとは，医師も患者さんも割り付けの時点で過去の標準治療に割り付けられたか，新薬に割り付けられたかがわかる試験です．試験に参加する意思表示をした患者さんがくじを引くと，くじの結果に「ワルファリン」，「ximelagatran」と書いてある試験とイメージしたらよいでしょう．

試験としては比較的容易に施行できますが，新薬に割り振られたほうの結果がよくなってしまう「プラセボ効

果」を否定できないとの問題があります．やはり，試験に参加するかどうかについて患者さんにインフォームド・コンセントをとるときに，「新しい薬と過去の標準治療のどちらかに割り付けられます」と説明して，新しい薬に割り付けられると医師は「よかったですね．新しい薬でした」となりがちですし，患者さんも「新薬への期待」が生まれるので，プラセボ効果は避けられません．

二重盲検試験では，医師，患者の両方が新薬，過去の標準治療のいずれに割り振られたかがわからないような工夫を行います．ワルファリンとの比較試験ではワルファリン群では PT-INR の計測が必要です．新薬群では PT-INR の結果はメチャクチャになるので，二重盲検しても単純に行っただけではオープンラベルと一緒になってしまいます．ワルファリン群，新薬群ともにワルファリン群と同様に採血検査をして，同じ装置にて PT-INR を計測し，ワルファリン群には本当に PT-INR を，新薬群には本当らしい嘘の PT-INR を出してくれる装置が必要となります．米国の規制当局は，ランダム化比較試験の科学性について高い水準を求めるので，ximelagatran でも北米の試験では，特殊な装置を使って二重盲検の試験を行いました．

欧州の試験と北米の試験の結果は興味深いものでした．対象は脳卒中リスクを有する非弁膜症性心房細動の症例です．エンドポイントは脳卒中・全身塞栓症でした．欧州ではワルファリン群と比較して，ximelagatran 群では脳卒中・全身塞栓症が少ないようにみえました．しかし，北米の試験では ximelagatran 群にて脳卒中・全身塞栓症が多い方向になりました．肝機能障害の問題もあり ximelagatran が薬剤として承認されることはありませんでした．オープンラベルの試験では脳卒中・全身塞栓症というエンドポイントではプラセボ効果が否定でき

ないことがわかりました．

薬剤は ximelagatran，比較対象はワルファリン，欧州，アメリカともに白人主体なので，ximelagatran の北米の試験と欧州の試験の比較は，「やはりオープンラベルの試験ではプラセボ効果があるのだ」と思わせる実例になりました[73,74]．

**研修医：** なるほど．同じ薬剤でも試験のデザインによって結果が違うことがあるのですね．ご説明いただいた臨床試験の「エンドポイント」の意味もよくわからないのですが……．

**指導医：** EBM の世界ではランダム化比較試験により科学的仮説を検証して，システム的に医療を改善しようと考えます．ランダム化比較試験を設定するときには「新薬 A は過去の標準治療 B と有効性，安全性において差がない」という仮説を棄却する必要があります．そこで，事前に有効性とは何，安全性とは何と定義する必要が生じます．新規経口抗凝固薬の心房細動症例を対象とした試験では有効性の指標としては脳卒中・全身塞栓症が使用され，安全性の指標として各種学会などに定義された重篤な出血イベントが使用されました．この指標を臨床試験の主要有効性エンドポイント，主要安全性エンドポイントと呼んでいます．

**専修医：** 有効性の指標は脳卒中ではなくて，脳梗塞，あるいは心原性脳梗塞ではないのですか？　われわれは，心房細動症例の心原性脳梗塞を予防したくて抗凝固薬を使います．脳卒中とすると出血性梗塞も含まれるので臨床的意味が減ってしまいませんか？

**指導医：** 臨床試験を論じるためにはきわめて重要な議論

です．臨床試験は「臨床的真実の追求」を必ずしも目的としていません．特に，新薬の認可承認のための第三相試験の最大の目的は薬剤の認可承認です．新薬はコストもかかりますので，過去の標準治療に対する優越性を示さないと承認されません．ワルファリンはきわめて有効，安全で50年の歴史を生き抜いた薬剤です．よほど工夫をしないと抗トロンビン薬，抗Xa薬にてワルファリンに勝るのは困難です．実際，ワルファリンと同程度の効果を示すことすら容易ではありません．薬剤開発企業としては臨床開発の成功に数千人の従業員の数年以上の雇用がかかっています．もし，君が開発企業の臨床開発責任者だと思ってください．勝てるか，負けるかわからない試験に数百億円の投資ができますか？

**専修医：**ということは，勝つために臨床試験を設計するという意味ですか？

 **指導医：**開発の責任者であれば，勝つための試験を設計を考えるのが自然という意味です．新規の抗トロンビン薬，抗Xa薬では人工弁，僧帽弁狭窄症などの血栓イベントリスクが高く，局所的トロンビン，Xa濃度が上昇する病態では勝てません．ちょっと皮肉な言い方をすれば，新薬とはいいながら，本当の意味で抗凝固薬が必須の病態では過去の標準治療ワルファリンに勝ち得ない薬剤が新規の経口抗凝固薬です．有効性で勝てないと想定されれば，有効性では引き分け，安全性で勝るしかありません．各試験は有効性の引き分けと安全性で勝るために最大の工夫がなされました．

まず，対象例を血栓イベントリスクがそれほど高くない，非弁膜症性心房細動に設定しました．心原性脳塞栓ならば，抗凝固薬は抗血小板薬に勝てるかもしれません．それでも，心原性脳塞栓の頻度は高くないので，数万例程

度のランダム化比較試験では差を出せない可能性があります．有効性は引き分けでよいとなれば，完全な血栓イベントである必要もありません．「脳卒中」とすれば，脳梗塞も脳出血も入ります．安全性で勝ることを目的とすれば，脳出血を含む「脳卒中」を有効性エンドポイントにする価値はさらに増します．ワルファリンでは稀に脳出血が起こることを臨床家は知っています．臨床家は脳出血を避ける努力をしていますが，その努力に制限をつけるプロトコールとすれば安全性において勝てる可能性，有効性で引き分ける，場合によっては勝てる可能性はさらに増加します．私が企業の開発責任者であれば，有効性エンドポイントを「脳卒中」とすることに価値を見出すと思います．

**専修医：** ランダム化比較試験では，新薬と過去の「標準治療」が比較されると考えていました．先生のお話では，試験で用いる「標準治療」実臨床の「標準治療」との比較ではないという意味ですか？

 **指導医：** そこも工夫のしどころです．実臨床では，脳卒中リスクを有する非弁膜性心房細動では，心原性脳塞栓予防を重視してワルファリンを服用している症例もあります．ワルファリンよりは出血イベントリスクの少ないアスピリンを使用している症例もあります．夏の水分摂取などを十分に使用して，抗血栓介入をしない症例もあります[75,76]．血栓イベントリスクはワルファリン群，アスピリン群，生活介入群の順に多くなるかもしれません．重篤な出血イベントリスクはワルファリン群，アスピリン群，生活介入群の順に少なくなるでしょう．新規経口抗凝固薬開発時点の抗血栓治療は標準治療が確立されていませんでした．新規経口凝固薬と「ワルファリン・アスピリン・生活介入」などの実医療を比較すべきとの意見もあるでしょう．しかし，「ワルファリン・ア

スピリン・生活介入」群は，現在の標準治療であるだけに血栓イベントリスクも出血イベントリスクも低くなりすぎて，新規経口抗凝固薬の勝ち目は少なくなってしまいます．そこで，薬剤開発試験施行時にはあるべき標準治療としてワルファリンが確立されているとしました．ワルファリンのPT-INRは日本の実態をみてもバラバラでしたが，勝つためにPT-INR 2～3を標的としたワルファリン治療を仮の標準治療と決めました．受診時のPT-INRが1.9の症例にはワルファリンを増量させるプロトコールは実臨床とは乖離しています．それでも，ランダム化比較試験の世界では新規経口抗凝固薬よりは出血が多い治療となりました．

脳卒中の定義も24時間以上持続する神経学的巣症状とソフトにしたので，オープンラベルの試験では新薬群では脳卒中・全身塞栓症が少なくみえたのでしょう．

**研修医，専修医：** ランダム化比較試験の結果を重視するEBMの世界といっても，ランダム化比較試験の設計によって全く異なる結果がでることがよくわかりました．

## 2. 薬剤となった新規経口抗凝固薬

**専修医：** 多くの企業の産物が臨床開発にまわったとお聞きしました．最終的に薬剤として残ったものは何がありますか？

**指導医：** 抗トロンビン薬ダビガトラン，抗Xa薬としてリバーロキサバン，アピキサバン，エドキサバンの第三相試験が成功に終わって薬剤として使用可能となりました．

**研修医：** 各薬剤には差があるのですか？

**指導医：**ダビガトランは抗トロンビン薬なので他の薬剤とは異なります．リバーロキサバン，アピキサバン，エドキサバンはきわめて類似した薬剤です．繰り返しますが，現在の医学の基本原理は EBM です．第三相試験の結果に基づいて各企業は宣伝します．また，医師が製薬企業に問い合わせをしても，各企業も第三相試験の結果に基づいて解答します．無論，薬剤の各国の承認も EBM に基づいています．各企業はそれぞれ特徴のある第三相試験を施行しました．今の時代は薬剤の差異よりも試験の差異のほうが重視される時代です．

ダビガトランは 110 mg 1 日 2 回および 150 mg 1 日 2 回が PT-INR 2～3 のワルファリンと比較されました．ワルファリンとダビガトランの割り付けはオープンラベルにて施行されました．私はこの試験の結果をみて，INR 2～3 を標的としたワルファリン治療には大きな問題があるとわかりました．臨床試験に参加する施設は各国の質の高い施設です．それでも PT-INR 2～3 を標的としたワルファリン治療を施行すると重篤な出血が年間 3％以上，生命に危険を及ぼす出血が 1.8％以上，頭蓋内出血が 0.7％以上起こりました[65]．非弁膜症性心房細動にて脳卒中リスクがあっても，ワルファリンは予防介入です．いまだに困ったことのない人に介入して，100 名中 3 名に重篤な出血を惹起する医療は適正ではありません．予防介入として容認できる出血は 1,000 例中 1～2 例程度ではありませんか？　この試験の結果，「ワルファリンと比較してダビガトランの出血が少ない」などといわれても，私には全く説得力がありませんでした．**本試験の最大のメッセージは「PT-INR 2～3 を標的としたワルファリン治療では容認できない出血イベントが起こる」**と私は理解しました．日本も国際共同試験 RE-LY に参加しました．日本ではガイドラインに 70 歳以上の症例の INR は 1.6～2.6 となっていたので，

日本の症例は INR 2.0 〜 2.6 を標的として参加したことになります．EBM は世界人類の「標準治療」を決める論理ですが，少数の日本人が参加しないと日本での薬剤承認ができないので，このような形になりました．この時点で「世界の標準治療」と「日本の標準治療」の差異の有無などの議論は起こりませんでした．

**研修医：**「ワルファリンと比較して，ダビガトランでは……」といわれても，ワルファリン治療が既に実臨床と異なるので臨床家には意味がないということですね．

**指導医：** その通りです．アピキサバンの ARISTOTLE 試験[77]，リバーロキサバンの ROCKET-AF 試験[66]，エドキサバンの ENGAGE-TIMI 48 試験[78]に共通する問題です．薬剤の認可承認の便法として「INR 2 〜 3 を標的としたワルファリン治療」と比較したという企業の気持ち，当局の気持ちは理解できます．認可承認されたのちの実臨床での使用開始前には「一般的なワルファリン治療」との比較も，「ワルファリン・アスピリン・生活指導が混在した真の標準治療」との比較もデータはないと臨床家が理解する必要があります．

**研修医：** われわれが新規の経口抗凝固薬を使うときにはどうしたらよいでしょうか？

**指導医：** 医師が自分の大切な患者さんの薬を選択する場合，「自分の大切な人にどうするか」と常に考える必要があります．新規の薬剤には限られた情報しかありません．特殊な発癌性，間質性肺炎などの発症率の低い合併症に関する情報は新薬発売時点にはありません．新しい薬と古い薬で迷ったら，経験の豊富な古い薬を使用するのが原則と考えます．

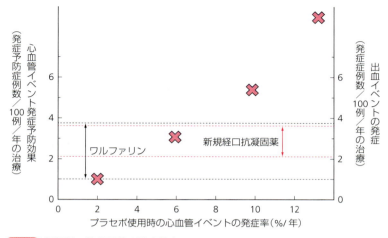

**図26** 新規経口抗凝固薬の適応決定

　有効性，安全性も重要です．ランダム化比較試験は大規模ではあっても，「PT-INR 2〜3 を標的としたワルファリンとの比較において」，「脳卒中・全身塞栓症」というエンドポイントの発症率に差がある，ない，などの議論です．自分の目の前の患者さんにおける損得の案分には十分に配慮する必要があります．標準化した考えを応用したいのであれば，図26のような考え方が役に立つと思います．私は長年ワルファリンを使用しています．ワルファリンには，上手に使用できる人と上手ではない人がいると思います．PT-INR 2〜3 を標的とすると年間3％程度に重篤な出血合併症が起こります．私は自分のワルファリンの重篤な出血合併症は年間1％以下と思っています．新規の経口抗凝固薬は標準化されるので，重篤な出血合併症は年に2〜3％程度です．これらの薬剤が血栓イベントを半減させるとすれば，プラセボ使用時の脳卒中発症率が4〜6％の症例であれば，出血合併症における損より抗血栓の効果が大きいと考えられます．無論，各人には出血，血栓イベントに対して異なった心理的インパクトがあるので，心理的インパクトも含めた

評価には個別の医師の十分な説明による個別最適化が必須です．

## 3. 新規経口抗凝固薬とワルファリン

**研修医：**われわれは今後どのように新規経口抗凝固薬とワルファリンを使いわけたらよいでしょうか？

**指導医：**選択的抗トロンビン，抗 Xa 薬は比較的簡便に使用できます．重篤な出血合併症の発現率 2 ～ 3％は私には高く思えますが，標準化されて予測可能である部分はワルファリンとは異なります．経験を積んでも，経験がなくても誰でも同じような効果と副作用が起こる薬ともいえますね．1 つの凝固因子の可逆的酵素作用阻害薬なので血栓イベントリスクの高い症例には使用できません．機械弁，僧帽弁狭窄症，血栓素因ではこれからもワルファリンが必須です．ワルファリンの薬効はPT-INR により個別最適化が可能です．PT-INR を毎回患者さんにみせると効果があることを示すことができます．また，出血イベントリスクの高い症例の選別も可能です．薬の価格も圧倒的にワルファリンが安価です．ワルファリンの導入も多くの症例では容易です．しかし，一部にはワルファリンの導入の困難な症例があります（表1）．

多くの症例には安価で，有効性，安全性の情報の蓄積のあるワルファリンを使用して，ワルファリンの難しい一部の症例には新規の経口抗凝固薬の使用を考えるとしたらよいでしょうか？　困難であっても機械弁，僧帽弁狭窄症，血栓性素因の一部にはワルファリンを使う必要があります．君らはワルファリンを上手に使える医師になる必要があると思います．

**研修医，専修医：**血栓症と抗血栓療法について詳しくご

表1 ワルファリンと新規経口凝固薬の差異

| | ワルファリン | 新規経口凝固薬 |
|---|---|---|
| メカニズム | ビタミンK依存性凝固因子の機能的完成阻害 | トロンビン，活性化第X因子などの選択的，可逆的酵素阻害 |
| 抗血栓作用 | 強い | ワルファリンより弱い |
| モニタリング | 必要 | 不要（原稿執筆時点で必要との議論あり） |
| 経験 | 長く深い | 浅く短い |
| 価格 | 安い | 高い |
| 食事，薬剤との相互作用 | 十分な注意が必要 | 雑駁に使用可能と原稿執筆時点では理解されている |
| 適応症 | 広い | 狭い |

解説いただきありがとうございました．これから勉強しなければならないことがたくさんあることがよくわかります．Thrombo-Cardiologistの1人になれるように頑張りたいと思います．

## 4. 新規経口凝固薬の薬効の中和法

**研修医：** ワルファリンの時代ではPT-INRを計測していました．PT-INRが延長した場合にはビタミンKの補給，凝固因子の補充などによりワルファリンの抗凝固効果を中和していました．新規経口抗凝固薬では薬効モニタリングをしないので，突然重篤な出血が行ったときにはどのように対応したらいいのでしょうか？

**指導医：** とても重要な疑問です．また，血液凝固のメカニズムの詳細を理解していないと答えることの難しい問題です．ワルファリンは血液凝固因子の機能的完成を阻害する薬剤でした．基本的に外部から凝固因子を補充すれば出血に対応することができました．まだ，出血していないけれどもPT-INRが延長して心配なときにはビタミンKを補充して肝臓における血液凝固因子産生速

度を上昇させる選択がありました．新規の経口抗凝固薬は，トロンビン，Xa の酵素阻害物質が血液中に存在しているので，外部から凝固因子を補充しても止血できないと想定されました．酵素反応なので，凝固因子を大量投与すれば止血できるだろうと考えてプロトロンビンの濃縮製剤などで対症的に対応していたのが実態と思います．

血液凝固系の理解にも血小板とその膜の役割が重要であることは何度も説明した通りです．血液凝固の最終段階であるトロンビンは液相でも作用するので抗トロンビン薬の中和は抗 Xa 薬よりは容易と考えられました．実際，抗トロンビン薬ダビガトランの特異抗体が薬剤として開発されました．ネズミ由来の抗体のままでは人体にアナフィラキシーショックを起こすので，ヒト抗体の構造を取り込んだヒト化抗体としました．また，抗体のうちの Fc 部分を取り除き，2 つの Fab 部分のバラバラにした「ヒト化 Fab」抗体（idarucizumab），- がダビガトランの効果中和薬とされました．

**専修医**：では，ダビガトラン使用中に重篤な出血を起こした症例は idarucizumab により止血できるということですか？

 **指導医**：その可能性はあります．Idarucizumab はダビガトラン親和性が高いので，投与直後にダビガトラン濃度が下がって，a-PTT，希釈トロンビン時間などの延長は正常化することは事実と思います．液相で再現できるダビガトランの抗トロンビン効果を中和できるという意味では「中和剤」なのだと思います．しかし，液相におけるダビガトランの抗トロンビン酵素作用の中和が，「止血」と直結するか否かは正直わかりません．出血，止血，血栓などの生体イベントと試験管のなかで再現さ

れる血液凝固の関連をさらに精緻に理解することが将来への課題と思います．

**研修医**：抗 Xa 薬の場合はどうですか？

 **指導医**：抗 Xa 薬の作用は複雑系なので抗トロンビン薬の場合よりも中和の論理が複雑です．Xa は血小板膜上に他の凝固因子とともに集積してプロトロンビナーゼ複合体を形成します．Xa 阻害薬の抗体を作ったとしても，Xa に結合しながら，プロトロンビナーゼ内に取り込まれた抗 Xa 薬を取り除くのは困難と想定されました．そこで，抗 Xa 薬を「囮（おとり）」を使っておびきよせる作戦が考えられました．

**研修医**：囮療法ですか？　鮎の友釣りみたいですね．

 **指導医**：液相の Xa と血小板膜上の固相の Xa の両者に結合した抗 Xa 薬の中和剤として囮療法は興味深いものです．活性化血小板膜上の陰性荷電したリン脂質の周囲は多くの凝固因子が集積してプロトロンビナーゼ複合体を作ります．この図 27 では Xa を複合体の端のほうに記載していますが，実際には複合体のなかに組み込まれている可能性が高いです．Xa に結合した抗 Xa 薬を引き出すために，Xa と構造がよく似た囮を使うわけです．この囮は Xa の酵素としての活性がない変位体となっています．また，以前に説明した Gla domain を取り除いて，活性化血小板膜にも結合できなくなっています．細胞に結合せず，細胞の外から，細胞膜に集積した Xa に結合した抗 Xa 薬を釣りだす囮の役割を果たします．

液相中の抗 Xa 薬も囮により吸着されます．この囮療法は，分子生物学の粋を集めた科学的にはインパクトの高い研究だと思います．

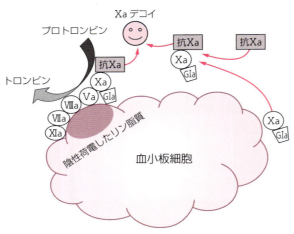

図27 抗Xa薬の薬効を中和する囮（デコイ）療法

研修医：囮療法で止血できるのですか？

指導医：液相の抗Xa薬の効果は中和できると思いますし，理屈のうえでは血小板に集積したXaについている抗Xa薬も中和できる可能性が高いと思います．薬剤としての開発試験を行った場合，抗Xa薬の薬効マーカーが乏しかったのと同様，囮療法の薬効マーカーに何が適しているかはわかりません．たとえばプロトロンビン時間などを指標とすれば，プロトロンビン時間の延長は中和できるかもしれませんが，止血にいたるか否かは不明です．重篤な出血イベントを起こした症例を対象として，囮療法と血液凝固因子の補充療法のランダム化比較試験を行って，囮療法により致死的死亡が少しでも減れば薬剤としてのチャンスがあると私は考えます．

専修医：先生のお話を伺って，血液凝固と出血イベント，血栓イベントの論理的連関がわからないという当初の問題の重要性を改めて痛感しました．プロトロンビン時間，a-PTTも試験管のなかでの血液凝固の指標ではあります

が，出血，血栓イベントとの定量的因果関係が明確ではないので，抗凝固薬中和剤開発時のバイオマーカーの設定が難しいことが改めてよくわかりました．

**指導医**: 選択的凝固因子阻害薬を開発し，その選択的凝固因子阻害薬の阻害薬を開発する過程を通じて，われわれの凝固系に対する理解は深まりました．低分子にて抗Xa薬，抗トロンビン薬とXa，トロンビンの相互作用を阻害する薬剤も開発中です．ランダム化比較試験の結果として，臨床に使用されるようになった薬剤の作用機序を精密に検証する基礎研究が必須だと思います．

**研修医，専修医**: ありがとうございました．

3-2 理屈がわかる新規経口抗凝固薬の使い方

# Take Home Message

憶えておきたい重要事項

ワルファリンについて，これだけは知っていてね

- ☑ ワルファリンはビタミンK依存性の凝固因子（第Ⅱ，Ⅶ，Ⅸ，Ⅹ因子およびプロテインC，プロテインA）の機能的完成を阻害する．ワルファリン使用下では，これらの凝固因子の細胞膜への集積が阻害される．
- ☑ ワルファリンは経験的にPT-INRにより個別最適化して使用する．
- ☑ 僧帽弁狭窄症の心房細動，機械弁など（多分多くの血栓素因の症例も含め）血栓イベントリスクの高い症例ではワルファリン以外の選択肢はない．

新規経口抗凝固薬について，これだけは知っていてね

- ☑ 新規経口抗凝固薬として，ダビガトランは選択的なトロンビン酵素阻害薬，リバーロキサバン，アピキサバン，エドキサバンは選択的な活性化血液凝固第X因子（Xa）の酵素阻害薬．いずれも，選択的，可逆的酵素阻害薬である．
- ☑ 新規経口抗凝固薬の開発試験は，仮にPT-INR 2-3を標的としたワルファリン治療を過去の「標準治療」として施行された．
- ☑ 過去の「標準治療」より血栓イベント，出血イベントが「多い」，「少ない」などと論じても，過去の確立された「標準治療」がPT-INR 2-3を標的としたワルファリン療法でなかった症例には臨床試験の結果を適用できない．
- ☑ 薬剤開発の第Ⅲ相試験の環境と実臨床の差を認識することが大切．

# ❖引用文献❖

1] Fuster V, Badimon L, Badimon JJ, et al. The pathogenesis of coronary artery disease and the acute coronary syndromes（2）. N Engl J Med. 1992; 326: 310-8.

2] Fuster V, Badimon L, Badimon JJ, et al. The pathogenesis of coronary artery disease and the acute coronary syndromes（1）. N Engl J Med. 1992; 326: 242-50.

3] Goto S, Hasebe T, Takagi S. Platelets: Small in size but essential in the regulation of vascular homeostasis-translation from basic science to clinical medicine. Circ J. 2015; 79: 1871-81.

4] Goto S, Salomon DR, Ikeda Y, et al. Characterization of the unique mechanism mediating the shear-dependent binding of soluble von Willebrand factor to platelets. J Biol Chem. 1995; 270: 23352-61.

5] Kawamura Y, Takahari Y, Tamura N, et al. Imaging of structural changes in endothelial cells and thrombus formation at the site of FeCl(3)-induced injuries in mice cremasteric arteries. J Atheroscler Thromb. 2009; 16: 807-14.

6] Goto S. Understanding the mechanism and prevention of arterial occlusive thrombus formation by anti-platelet agents. Curr Med Chem Cardiovasc Hematol Agents. 2004; 2: 149-56.

7] Angiolillo DJ, Capodanno D, Goto S. Platelet thrombin receptor antagonism and atherothrombosis. Eur Heart J. 2010; 31: 17-28.

8] Ichinohe T, Takayama H, Ezumi Y, et al. Cyclic AMP-insensitive activation of c-Src and Syk protein-tyrosine kinases through platelet membrane glycoprotein VI. J Biol Chem. 1995; 270: 28029-36.

9] Ezumi Y, Shindoh K, Tsuji M, et al. Physical and functional association of the Src family kinases Fyn and Lyn with the collagen receptor glycoprotein VI-Fc receptor gamma chain complex on human platelets. J Exp Med. 1998; 188: 267-76.

10] Goto S, Tamura N, Handa S, et al. Involvement of glycoprotein VI in platelet thrombus formation on both collagen and von Willebrand factor surfaces under flow conditions. Circulation. 2002; 106: 266-72.

11] Goto S, Ikeda Y, Saldivar E, et al. Distinct mechanisms of platelet aggregation as a consequence of different shearing flow conditions. J Clin Invest. 1998; 101: 479-86.

12] Gurbel PA, Serebruany VL. Oral platelet IIb/IIIa inhibitors: from attractive theory to clinical failures. J Thromb Thrombolysis. 2000; 10: 217-20.

13] Goto S, Tamura N, Eto K, et al. Functional significance of adenosine 5'-diphosphate receptor（P2Y(12)）in platelet activation initiated by binding of von Willebrand factor to platelet GP Ibalpha induced by conditions of high shear rate. Circulation. 2002; 105: 2531-6.

14] Goto S, Tamura N, Li M, et al. Different effects of various anti-GPIIb-IIIa agents on shear-induced platelet activation and expression of procoagulant activity. J Thromb Haemost. 2003; 1: 2022-30.

15] Hoshiba Y, Hatakeyama K, Tanabe T, et al. Co-localization of von Willebrand factor with platelet thrombi, tissue factor and platelets with fibrin, and consistent presence of inflammatory cells in coronary thrombi obtained by an aspiration device from patients with acute myocardial infarction. J Thromb Haemost. 2006；4：114-20.

16] Tamura N, Kitajima I, Kawamura Y, et al. Important regulatory role of activated platelet-derived procoagulant activity in the propagation of thrombi formed under arterial blood flow conditions. Circ J. 2009；73：540-8.

17] Tamura N, Yoshida M, Ichikawa N, et al. Shear-induced von Willebrand factor-mediated platelet surface translocation of the CD40 ligand. Thromb Res. 2002；108：311-5.

18] Hagihara M, Higuchi A, Tamura N, et al. Platelets, after exposure to a high shear stress, induce IL-10-producing, mature dendritic cells in vitro. J Immunol. 2004；172：5297-303.

19] Goto S. Propagation of arterial thrombi：local and remote contributory factors. Arterioscler Thromb Vasc Biol. 2004；24：2207-8.

20] Goto S, Ichikawa N, Lee M, et al. Platelet surface P-selectin molecules increased after exposing platelet to a high shear flow. Int Angiol. 2000；19：147-51.

21] White JG. Platelets are covercytes, not phagocytes：uptake of bacteria involves channels of the open canalicular system. Platelets. 2005；16：121-31.

22] De Meyer GR, De Cleen DM, Cooper S, et al. Platelet phagocytosis and processing of beta-amyloid precursor protein as a mechanism of macrophage activation in atherosclerosis. Circ Res. 2002；90：1197-204.

23] Serebruany VL, Dinicolantonio JJ, Can MM, et al. Unclassified pleomorphic and spindle cell pulmonary neoplasm with brain metastases after prasugrel. Cardiology. 2013；124：85-90.

24] 後藤信哉，浅田祐士郎．血栓症—やさしく，くわしく，わかりやすく．In：池田康夫，監．東京：南江堂；2006. p.1-150.

25] Huang M, Rigby AC, Morelli X, et al. Structural basis of membrane binding by Gla domains of vitamin K-dependent proteins. Nat Struct Biol. 2003；10：751-6.

26] Hoffman M. A cell-based model of coagulation and the role of factor VIIa. Blood Rev. 2003；17：S1-5.

27] Goto S, Goto S. Circulation. Selection of a suitable patient population for new antiplatelet therapy from the large clinical trial database of the thrombin receptor antagonist in secondary prevention of atherothrombotic ischemic events-thrombolysis in myocardial infarction 50 (TRA-2P-TIMI50) trial. 2015；131：1041-3.

28] Salem HH, Maruyama I, Ishii H, et al. Isolation and characterization of thrombomodulin from human placenta. J Biol Chem. 1984；259：12246-51.

29] Ayabe K, Goto S, Goto S. Persistence and discontinuation of oral anticoagulant：remaining issues not addressed by phase III clinical trials. J Am Heart Assoc. 2016；5.

30] No authors listed. Randomised trial of intravenous streptokinase, oral aspirin, both, or neither among 17, 187 cases of suspected acute myocardial infarction：ISIS-2. ISIS-2 (Second International Study of Infarct Survival) Collaborative Group. Lancet. 1988；2：349-60.

31] Goto S, Kawai Y, Watanabe K, et al. Serial changes in hemostatic molecular markers after urokinase therapy of acute myocardial infarction. Kokyu To Junkan. 1992; 40: 89-95.

32] Goto S, Handa S, Kawai Y, et al. Augmented plasma protein C activity after coronary thrombolysis with urokinase in patients with acute myocardial infarction. Cardiology. 1992; 80: 252-6.

33] 高橋栄一. ウロキナーゼによるずり応力惹起血小板凝集の修飾とその機序. 東京: 慶應医学; 1996. p.327-39.

34] Coughlin SR. Thrombin signalling and protease-activated receptors. Nature. 2000; 407: 258-64.

35] 後藤信哉, 臨床現場におけるアスピリン使用の実際. In: 後藤信哉, 編. 東京: 南江堂; 2006. p.143.

36] 後藤信哉. 循環器領域における血栓症と抗血栓療法, In: 半田俊之介, 編. 東京: メジカルセンス; 2002. p.131.

37] Goto S, Chan JC, Wilson PWF. Risk-factor profile, drug usage and cardiovascular events within a year in patients with and a high risk of atherothrombosis recruited from Asia as compared with those recruited from non-Asia regions: a substudy of the reduction of atherothrombosis for continued health (REACH) registry. Heart Asia. 2011; 3: 93-8.

38] Bhatt DL, Steg PG, Ohman EM, et al. International prevalence, recognition, and treatment of cardiovascular risk factors in outpatients with atherothrombosis. JAMA. 2006; 295: 180-9.

39] Antithrombotic Trialists' Collaboration. Collaborative meta-analysis of randomised trials of antiplatelet therapy for prevention of death, myocardial infarction, and stroke in high risk patients. BMJ. 2002; 324: 71-86.

40] Théroux P, Ouimet H, McCans J, et al. Aspirin, heparin, or both to treat acute unstable angina. N Engl J Med. 1988; 319: 1105-11.

41] Ohmori T, Yatomi Y, Nonaka T, et al. Aspirin resistance detected with aggregometry cannot be explained by cyclooxygenase activity: involvement of other signaling pathway (s) in cardiovascular events of aspirin-treated patients. J Thromb Haemost. 2006; 4: 1271-8.

42] Uemura N, Sugano K, Hiraishi H, et al. Risk factor profiles, drug usage, and prevalence of aspirin-associated gastroduodenal injuries among high-risk cardiovascular Japanese patients: the results from the MAGIC study. J Gastroentero. 2014; 49: 814-24.

43] Kawai T, Yamagishi T, Goto S. Circadian variations of gastrointestinal mucosal damage detected with transnasal endoscopy in apparently healthy subjects treated with low-dose aspirin (ASA) for a short period. J Atheroscler Thromb. 2009; 16: 155-63.

44] Patrono C, García Rodríguez LA, Landolfi R, et al. Low-dose aspirin for the prevention of atherothrombosis. N Engl J Med. 2005; 353: 2373-83.

45] Steg PG, Bhatt DL, Wilson PW, et al. One-year cardiovascular event rates in outpatients with atherothrombosis. JAMA. 2007; 297: 1197-206.

46] Alberts MJ, Bhatt DL, Mas JL, et al. Three-year follow-up and event rates in the international REduction of Atherothrombosis for Continued Health Registry. Eur Heart J. 2009 ; 30 : 2318-26.

47] Wilson PW, D'Agostino R Sr, Bhatt DL, et al. An international model to predict recurrent cardiovascular disease. Am J Med. 2012; 125: 695-703.

48] Bhatt DL, Eagle KA, Ohman EM, et al. Comparative determinants of 4-year cardiovascular event rates in stable outpatients at risk of or with atherothrombosis. JAMA. 2010; 304: 1350-7.

49] Goto S, Toda E. Antiplatelet therapy after coronary intervention in Asia and Japan: the Asian perspective of antiplatelet intervention. Hamostaseologie. 2009; 29: 321-5.

50] Schömig A, Neumann FJ, Kastrati A, et al. A randomized comparison of antiplatelet and anticoagulant therapy after the placement of coronary-artery stents. N Engl J Med. 1996; 334: 1084-9.

51] Leon MB, Baim DS, Popma JJ, et al. A clinical trial comparing three antithrombotic-drug regimens after coronary-artery stenting. Stent Anticoagulation Restenosis Study Investigators. N Engl J Med. 1998; 339: 1665-71.

52] Fukuuchi Y, Tohgi H, Okudera T, et al. A randomized, double-blind study comparing the safety and efficacy of clopidogrel versus ticlopidine in Japanese patients with noncardioembolic cerebral infarction. Cerebrovasc Dis. 2008; 25: 40-9.

53] Levine GN, Jeong YH, Goto S, et al. Expert consensus document: World Heart Federation expert consensus statement on antiplatelet therapy in East Asian patients with ACS or undergoing PCI. Nat Rev Cardiol. 2014; 11: 597-606.

54] Jackson SP, Schoenwaelder SM. Antiplatelet therapy: in search of the 'magic bullet'. Nat Rev Drug Discov. 2003; 2: 775-89.

55] CAPRIE Steering Committee. A randomised, blinded, trial of clopidogrel versus aspirin in patients at risk of ischaemic events (CAPRIE). CAPRIE Steering Committee. Lancet. 1996; 348: 1329-39.

56] Bennett CL, Kim B, Zakarija A, et al. Two mechanistic pathways for thienopyridine-associated thrombotic thrombocytopenic purpura: a report from the SERF-TTP Research Group and the RADAR Project. J Am Coll Cardiol. 2007; 50: 1138-43.

57] Hollopeter G, Jantzen HM, Vincent D, et al. Identification of the platelet ADP receptor targeted by antithrombotic drugs. Nature. 2001; 409: 202-7.

58] Goto S, Tamura N, Ishida H, et al. Dependence of platelet thrombus stability on sustained glycoprotein IIb/IIIa activation through adenosine 5'-diphosphate receptor stimulation and cyclic calcium signaling. J Am Coll Cardiol. 2006; 47: 155-62.

59] Shiraga M, Miyata S, Kato H, et al. Impaired platelet function in a patient with $P2Y_{12}$ deficiency caused by a mutation in the translation initiation codon. J Thromb Haemost. 2005; 3: 2315-23.

60] Kastrati A, Neumann FJ, Schulz S, et al. Abciximab and heparin versus bivalirudin for non-ST-elevation myocardial infarction. N Engl J Med. 2011; 365: 1980-9.

61] Nakagawa Y, Nobuyoshi M, Yamaguchi T, et al. Efficacy of abciximab for patients undergoing balloon angioplasty: data from Japanese evaluation of c7E3 Fab for elective and primary PCI organization in randomized trial (JEPPORT). Circ J. 2009; 73: 145-51.

62] Kastrati A, Mehilli J, Schühlen H, et al. A clinical trial of abciximab in elective percutaneous coronary intervention after pretreatment with clopidogrel. N Engl J Med. 2004；350：232-8.

63] Wiviott SD, Braunwald E, McCabe CH, et al. Prasugrel versus clopidogrel in patients with acute coronary syndromes. N Engl J Med. 2007；357：2001-15.

64] Roe MT, Armstrong PW, Fox KA, et al. Prasugrel versus clopidogrel for acute coronary syndromes without revascularization. N Engl J Med. 2012；367：1297-309.

65] Connolly SJ, Ezekowitz MD, Yusuf S, et al. Dabigatran versus warfarin in patients with atrial fibrillation. N Engl J Med. 2009；361：1139-51.

66] Patel MR, Mahaffey KW, Garg J, et al. Rivaroxaban versus warfarin in nonvalvular atrial fibrillation. N Engl J Med. 2011；365：883-91.

67] Hemkens LG, Ewald H, Gloy VL, et al. Colchicine for prevention of cardiovascular events. Cochrane Database Syst Rev. 2016；1：CD011047.

68] Hurlen M, Abdelnoor M, Smith P, et al. Warfarin, aspirin, or both after myocardial infarction. N Engl J Med. 2002；347：969-74.

69] 鈴木重統，後藤信哉，松野一彦，他．止血，血栓ハンドブック．In：鈴木重統，他編．東京：西村書店；2015. p.422.

70] 後藤信哉．抗血栓療法ハンドブック．In：後藤信哉，編．東京：中外医学社；2011. p.107.

71] Wolf PA, Abbott RD, Kannel WB. Atrial fibrillation as an independent risk factor for stroke：the Framingham Study. Stroke. 1991；22：983-8.

72] Sato Y, Ishibashi-Ueda H, Iwakiri T, et al. Thrombus components in cardioembolic and atherothrombotic strokes. Thromb Res. 2012；130：278-80.

73] Albers GW, Diener HC, Frison L, et al. Ximelagatran vs warfarin for stroke prevention in patients with nonvalvular atrial fibrillation： a randomized trial. JAMA. 2005；293：690-8.

74] Olsson SB； Executive Steering Committee of the SPORTIF III Investigators. Stroke prevention with the oral direct thrombin inhibitor ximelagatran compared with warfarin in patients with non-valvular atrial fibrillation (SPORTIF III)： randomised controlled trial. Lancet. 2003；362：1691-8.

75] Goto S, Bhatt DL, Röther J, et al. Prevalence, clinical profile, and cardiovascular outcomes of atrial fibrillation patients with atherothrombosis. Am Heart J. 2008；156：855-63, 863.

76] Kakkar AK, Mueller I, Bassand JP, et al. Risk profiles and antithrombotic treatment of patients newly diagnosed with atrial fibrillation at risk of stroke： perspectives from the international, observational, prospective GARFIELD registry. PLoS One. 2013；8：e63479.

77] Granger CB, Alexander JH, McMurray JJ, et al. Apixaban versus warfarin in patients with atrial fibrillation. N Engl J Med. 2011；365：981-92.

78] Giugliano RP, Ruff CT, Braunwald E, et al. Edoxaban versus warfarin in patients with atrial fibrillation. N Engl J Med. 2013；369：2093-104.

# Key Phrase

## 和 文

アスピリンジレンマ　46

アスピリン抵抗性　52

アスピリンの作用部位　45

アスピリンの使い方　44

アスピリンは COX-1 の阻害薬　46

アスピリン服用者と上部消化管粘膜障害　49

ウロキナーゼを添加すると血小板の凝集が亢進　37

炎症性細胞の多くの種類　20

活性化血小板上の凝固系の集積　67

活性化プロテイン C 抵抗性　31

勝つための試験の設計を考える　114

凝固系と血小板の相互作用　16

凝固系の基本理解　22

クロピドグレル出現の経緯　54

クロピドグレル特許切れのインパクト　69

クロピドグレルの後継薬　83

クロピドグレルの作用メカニズム　61

クロピドグレルは良い薬　58

血液凝固カスケード　22, 23

血管壁近傍の血小板細胞　5, 6

血管壁損傷部位への血小板の接着　7

血小板，凝固系，血栓症などの知識をもった循環器内科医　3

血小板が細菌を貪食　21

血小板凝集を特異的に抑制する薬剤　65

血小板細胞活性化モデル　12

血小板細胞の活性化は VWF/GPIbα結合に引き続く反応　7

血小板細胞の血栓形成に及ぼす効果　19

血小板と炎症の関連　19

血小板と凝固系の相互作用　102

血小板の解説　　4

血小板の基本理解　　2

血小板の血栓の安定性と P2Y12　　64, 95

血流と血小板，凝固系の関係は連続的関係　　17

抗凝固薬と抗血小板薬のすみ分け　　17

細胞膜のリン脂質の分布　　15

新規経口凝固薬の薬　　121

新規経口抗凝固薬開発の経緯　　109

新規経口抗凝固薬とワルファリン　　120

新規経口抗凝固薬の使い方　　109

新規経口抗凝固薬の適応決定　　119

心房細動の脳卒中予防を標的　　110

先発品と後発品の相違　　69

線溶系の基本理解　　33

線溶の仕組み　　33

線溶療法の概略　　36

戦略的なチカグレロール　　83

ダビガトランの投与例　　117

チクロピジンの作用メカニズム　　54

チクロピジンは冠動脈ステント後の標準治療　　55

動脈血流にさらされた血小板　　9

「内因系」と「外因系」　　22

白血球標的薬が開発される可能性　　100

ビタミン K 依存性の凝固因子　　24

ビタミン K 依存性の凝固因子，凝固調節蛋白　　26

ビタミン K 還元酵素複合体阻害作用　　106

ビタミン K と蛋白質の関係　　25

非弁膜症心房細動を標的　　110

プロテイン C の凝固系抑制のメカニズム　　28

薬剤となった新規経口抗凝固薬　　116

ワルファリンが必ず必要な場合　　107

ワルファリン使用時に気をつけること　　106

ワルファリンと新規経口凝固薬の差異　　121

ワルファリンとはどんな薬　94

ワルファリンの作用メカニズム　94

ワルファリンの使い方　94

ワルファリンの薬効発現　106

## 欧　文

CAPRIE 試験　59

D-dimer を計測する場合　35

GPIIb/IIIa 受容体阻害薬の心筋梗塞発症予防効果　11

GPIIb/IIIa の活性化構造転化と血小板凝集　15

GPVI 欠損症の報告　8

P2Y$_{12}$ ADP 受容体阻害薬などの抗血小板薬の薬効評価　13

P2Y$_{12}$ ADP 受容体阻害薬の作用メカニズム　62

PARTHENON program　84

PILLO 試験　83

PLASFIT-ACS 試験　81

PLATO 試験　86

PT-INR 2 ～ 3 を標的としたワルファリン治療　99

PT-INR が何を計測しているのか　103

TRILOGY-ACS trial　80, 82

TRITON TIMI 38 試験　81

VWF と接着した血小板の活性化メカニズム　8

ximelagatran の非弁膜症性心房細動の脳卒中予防試験　111

**著者略歴**

# 後 藤 信 哉（ごとうしんや）

東海大学医学部内科学系循環器内科学教授 /
東海大学大学院医学研究科代謝疾患研究センター長

◇経歴
1986 年　　　　　　慶應義塾大学医部卒業
　　　　　　　　　　博士（医学）：慶應義塾大学大学院
1992 ～ 96 年　　　スクリプス研究所分子実験医学部門博士研究員
1996 年　　　　　　東海大学医学部にて循環器内科助手、講師、助教授を経て
　　　　　　　　　　2007 年より現職

血小板、血液凝固などと循環器疾患の関連に関する研究を Thrombi-Cardiology 分野として確立するリーダー。米国心臓病学会（The American Heart Association)の雑誌 Circulation の編集委員（Associate Editor）など各種国際雑誌の編集、国際共同大規模ランダム化比較試験の推進委員、データモニタリング委員など多数。

ここが知りたい
理屈がわかる抗凝固・抗血小板療法　　©

| 発　行 | 2016 年 9 月 20 日　　1 版 1 刷 |
| | 2017 年 2 月 1 日　　1 版 2 刷 |
| 著　者 | 後 藤 信 哉 |
| 発行者 | 株式会社　中外医学社 |
| | 代表取締役　青 木　　滋 |
| | 〒 162-0805　東京都新宿区矢来町 62 |
| | 電　　話　　03-3268-2701（代） |
| | 振替口座　　00190-1-98814 番 |

印刷・製本/有限会社祐光　　　　　　　＜ MM・SI ＞
ISBN978-4-498-13428-7　　　　　　　Printed in Japan

JCOPY　＜（社）出版者著作権管理機構 委託出版物＞
本書の無断複写は著作権法上での例外を除き禁じられています.
複写される場合は, そのつど事前に,（社）出版者著作権管理機構
（電話 03-3513-6969, FAX 03-3513-6979, e-mail: info@jcopy.
or.jp）の許諾を得てください.